10-Minuten-Fitness
FASZIEN-TRAINING

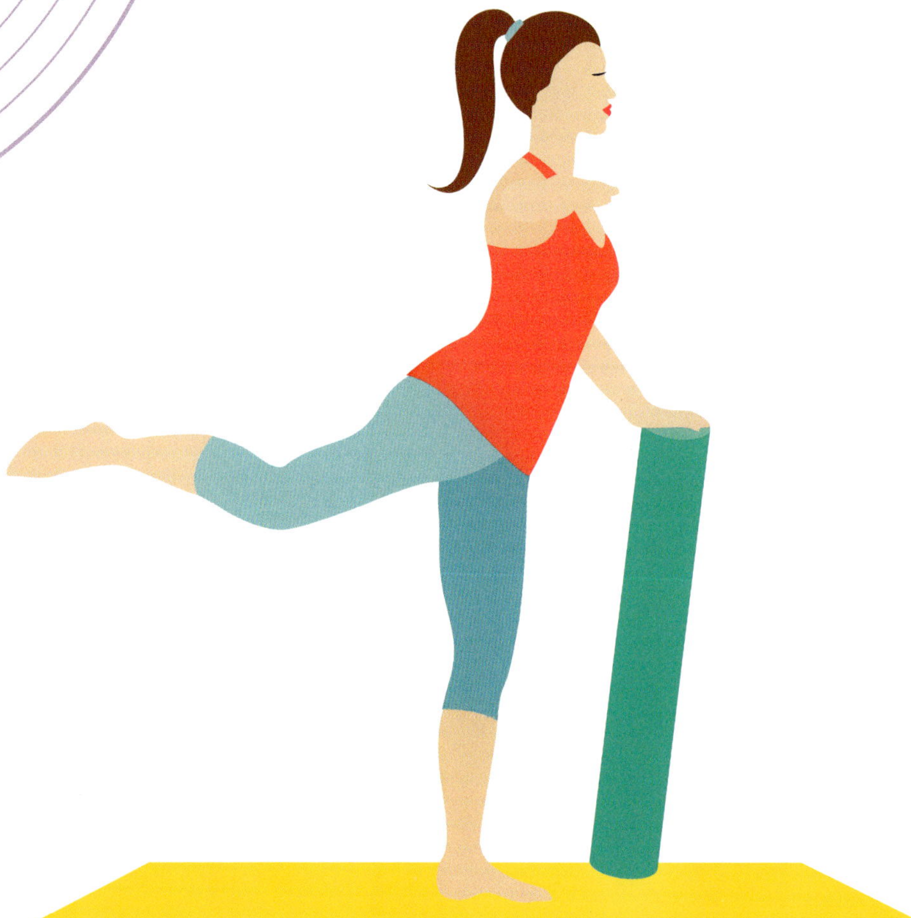

Wichtiger Hinweis!

Konsultieren Sie bei gesundheitlichen Problemen, vorhandenen Verletzungen oder Schwangerschaft Ihren Arzt, bevor Sie mit dem Übungsprogramm beginnen. Beginnen Sie das Training nicht ohne vorheriges Aufwärmen. Falls während des Trainings Schmerzen auftreten, sollten Sie das Training abbrechen und ebenfalls erst mit einem Arzt Rücksprache halten, bevor Sie weiter trainieren. Überfordern Sie sich nicht – passen Sie Ihr Training Ihrer persönlichen körperlichen Verfassung an. Dieses Buch wurde nach dem aktuellen Wissensstand sorgfältig erarbeitet. Dennoch erfolgen alle Angaben ohne Gewähr. Autor und Verlag haften nicht für eventuelle Nachteile und Schäden, die aus den in diesem Buch gezeigten Übungen und genannten Ratschlägen resultieren.

Willkommen in Ihrem Fitnessstudio!

So trainieren Sie richtig

Es ist kein Geheimnis mehr: Unser Bindegewebe ist tatsächlich trainierbar! Nach neuen Erkenntnissen der Wissenschaft ist nun auch klar, dass besonders unsere Faszien bei Verletzungen, Fehlhaltungen, Bewegungsmangel und Stress leiden und sehr schmerzempfindlich sind. Das bedeutet im Umkehrschluss, dass sie auch auf gezielte Bewegungen reagieren und sich in ihrer Struktur zugunsten unserer Gesundheit verändern können. Durch ein regelmäßiges Faszien-Training wird nicht nur unser Bindegewebe fester und belastbarer, sondern auch die Kommunikation innerhalb unserer Muskeln, Sehnen, Nerven etc. gelingt reibungsloser und effektiver. Das Fasziensystem funktioniert dabei wie eine Art Netzwerk, indem es mehrere Körperteile miteinander verbindet.

Einige der vorgestellten Übungen trainieren die großen faszialen Züge, Rücken-, Front-, Lateral- und Spirallinie. Diese sorgen für mehr Stabilität und Beweglichkeit, besonders des Rumpfes. Weitere Übungen stellen den Einsatz von Schaumstoffrolle und Faszienbällen vor, da das Rollen den Flüssigkeitsaustausch und die Versorgung der Faszien mit Nährstoffen fördert. Und auch eine dynamischere Variante des Faszien-Trainings ist dabei: Die Sprünge, Schwünge und federnden Bewegungen verbessern die Bandstruktur Ihrer Gelenke.

Die Übungen sind für jeden geeignet. Besonders die Übungen mit der Rolle und den Bällen sind jederzeit, auch ohne ein Aufwärmen durchführbar. Die 10-minütigen Programme beinhalten jeweils eine Warm-up-Übung, eine oder meist zwei Übungsvarianten und ein abschließendes Stretching. Beginnen Sie mit einem Training zweimal wöchentlich. Sie brauchen nicht viel Zeit, ein Durchgang pro Übung ist bei diesem Training ausreichend, da die Faszien sehr stark und direkt auf Bewegung reagieren. Haben Sie dabei etwas Geduld, denn manche Strukturen erneuern sich innerhalb eines Jahres. Auch hier gilt der Grundsatz: Je öfter, desto besser – aber kurz darf es sein! Erfahrene oder Fortgeschrittene können mit der Zeit eine Rolle mit einem höheren Härtegrad wählen.

Wenn Sie das Faszien-Training als Trainingsergänzung nutzen, dann konzentrieren Sie sich z. B. auf die vier großen Faszienlinien. Vorsicht bei Entzündungen, frischen Narben, starkem Muskelkater oder Zerrungen! Wenn Sie unsicher sind, fragen Sie vorsichtshalber immer einen Arzt.

Inhaltsverzeichnis

- **So trainieren Sie richtig** **3**

Selbstmassage mit Rolle und Ball

- **Workout 1** **6**
  Warm-up: Brustöffner · Rumpfvorderseite 6
  Gesamter Rumpf · Cool-down: Brustwirbelsäule mobilisieren 7
- **Workout 2** **10**
  Warm-up: Armschwung · Oberschenkel/Po ·
  Unterer Rücken 2 · Cool-down: Po/Oberschenkel außen dehnen
- **Workout 3** **14**
  Warm-up: Zehenspitzenstand · Fuß 14
  Fuß/Wade · Cool-down: Fußmuskulatur dehnen 15
- **Workout 4** **18**
  Warm-up: Twist-Jump · Oberschenkel vorn 18
  Oberschenkel hinten · Cool-down: Langsitz 1 19
- **Workout 5** **22**
  Warm-up: Armschwung · Oberschenkel innen 22
  Oberschenkel außen · Cool-down: Po/Oberschenkel außen dehnen 23
- **Workout 6** **26**
  Warm-up: Zehenspitzenstand · Wade 26
  Schienbein · Cool-down: Beinrückseite dehnen 1 27
- **Workout 7** **30**
  Warm-up: Seitenwechsel · Seitlicher Rücken 30
  Oberarm · Cool-down: Brust/Schulter dehnen 31
- **Workout 8** **34**
  Warm-up: Kopfkreisen · Schulter 34
  Nacken · Cool-down: Schulter-Stretch 35
- **Workout 9** **38**
  Warm-up: Nacken/Wirbelsäule aktivieren ·
  Unterer Rücken 3 38
  Oberer Rücken · Cool-down: Beckenkreisen 39
- **Workout 10** **42**
  Warm-up: Armschwung · Unterarm 42
  Brust/Schulter · Cool-down: Unterarm dehnen 2 43
- **Workout 11** **46**
  Warm-up: Nacken/Wirbelsäule aktivieren · Nacken 46
  Oberer Rücken · Cool-down: Kopfkreisen 47
- **Workout 12** **50**
  Warm-up: Räkeln und Strecken · Schulter 50
  Seitlicher Rücken · Cool-down: Schulter-Stretch 51
- **Workout 13** **54**
  Warm-up: Beckenkreisen · Unterer Rücken 2 54
  Unterer Rücken 3 · Cool-down: Langsitz 1 55
- **Workout 14** **58**
  Warm-up: Armschwung · Oberarm 58
  Unterarm · Cool-down: Schulter-Stretch 59
- **Workout 15** **62**
  Warm-up: Zehenspitzenstand · Oberschenkel innen 62
  Oberschenkel außen · Cool-down: Hüftbeuger dehnen 63
- **Workout 16** **66**
  Warm-up: Brustöffner · Rumpfvorderseite 66
  Gesamter Rumpf · Cool-down: Beckenkreisen 67
- **Workout 17** **70**
  Warm-up: Armschwung · Brust/Schulter 70
  Trizeps · Cool-down: Brust/Schulter dehnen 71
- **Workout 18** **74**
  Warm-up: Zehenspitzenstand · Oberschenkel vorn 74
  Wade · Cool-down: Beinrückseite dehnen 1 75
- **Workout 19** **78**
  Warm-up: Twist-Jump · Fuß/Wade 78
  Fuß · Cool-down: Fußbeweglichkeit verbessern 79
- **Workout 20** **82**
  Warm-up: Armschwung · Unterer Rücken 1 82
  Oberschenkel/Po · Cool-down: Po/Oberschenkel außen dehnen 83

Schwünge, Sprünge, Federungen

- **Workout 1** **8**
  Warm-up: Seitenwechsel · Beinschwingen frontal 8
  Schwingen in den Ausfallschritt · Cool-down: Hüftbeuger dehnen 9
- **Workout 2** **16**
  Warm-up: Brustöffner · Frontales Schwingen 16
  Cool-down: Dehnen des Rumpfes 17
- **Workout 3** **24**
  Warm-up: Schwingen in die Sumohocke 24
  Beinschwingen seitlich · Cool-down: Adduktoren dehnen 25
- **Workout 4** **32**
  Warm-up: Armschwung · Ausfallschritt mit Sprung 32
  Rumpfbeuge mit Pendeln · Cool-down: Beinrückseite dehnen 2 33
- **Workout 5** **40**
  Warm-up: Zehenspitzenstand · Twist-Jump 40
  Side to side · Cool-down: Fußmuskulatur dehnen 41
- **Workout 6** **48**
  Warm-up: Schwingen in den Ausfallschritt · Frontales Schwingen 48
  Cool-down: Dehnen des Rumpfes 49

- **Workout 7** **56**
  Warm-up: Bogen · Twist-Jump 56
  Federn im Liegestütz · Cool-down: Fußmuskulatur dehnen 57
- **Workout 8** **64**
  Warm-up: Beckenkreisen · Rumpfbeuge mit Pendeln 64
  Cool-down: Schwingen in die Sumohocke 65
- **Workout 9** **72**
  Warm-up: Seitenwechsel · Beinschwingen frontal 72
  Beinschwingen seitlich · Cool-down: Hüftbeuger dehnen 73
- **Workout 10** **80**
  Warm-up: Brustöffner · Schwingen in den Ausfallschritt 80
  Ausfallschritt mit Sprung · Cool-down: Beinrückseite dehnen 2 81

Übungen für die Faszien

- **Workout 1 – Rückenlinie** **12**
  Warm-up: Beckenkreisen · Rumpfkreisen 12
  Cool-down: Laufender Liegestütz 1 13
- **Workout 2 – Laterallinie** **20**
  Warm-up: Seitenwechsel · Bogen 20
  Armkreise im Ausfallschritt · Cool-down: Mermaid-Stretch 21
- **Workout 3 – Frontallinie** **28**
  Warm-up: Brustöffner · Einbeinstand 28
  Fersensitz · Cool-down: Beinrückseite dehnen 1 29
- **Workout 4 – Spirallinie** **36**
  Warm-up: Armschwung · Vierfüßlerstand 36
  Räkeln und Strecken · Cool-down: Brustwirbelsäule mobilisieren 37
- **Workout 5 – Rückenlinie** **44**
  Warm-up: Brustöffner · Langsitz 1 44
  Cool-down: Rumpfbeuge federleicht 45
- **Workout 6 – Rückenlinie** **52**
  Warm-up: Brustöffner · Langsitz 2 52
  Cool-down: Rumpfbeuge federleicht 53
- **Workout 7 – Laterallinie** **60**
  Warm-up: Seitenwechsel · Hürdensitz 60
  Sidestretch mit Fitnessband · Cool-down: Mermaid-Stretch 61
- **Workout 8 – Frontallinie** **68**
  Warm-up: Dehnen des Rumpfes 68
  Kniestand · Cool-down: Unterarmstütz 69
- **Workout 9 – Spirallinie** **76**
  Warm-up: Armschwung · Paddelzug 76
  Rotation mit Fitnessband · Cool-down: Brustwirbelsäule mobilisieren 77
- **Workout 10 – Rückenlinie** **84**
  Warm-up: Laufender Liegestütz 2 84
  Langsitz 2 · Cool-down: Rumpfbeuge mit Pendeln 85

Specials

- **Füße im Fokus** **86**
  Warm-up: Zehenspitzenstand · Ausfallschritt mit Sprung 86
  Laufender Liegestütz 1 87
  Selbstmassage: Fuß/Wade · Selbstmassage: Fuß 88
  Fußbeweglichkeit verbessern · Fußmuskulatur dehnen 89
- **Festes Bindegewebe** **90**
  Warm-up: Seitenwechsel · Frontales Schwingen 90
  Unterarmstütz · Bogen 91
  Twist-Jump · Paddelzug 92
  Federn im Liegestütz · Selbstmassage: Oberschenkel außen 93
  Selbstmassage: Oberschenkel innen · Cool-down: Beinrückseite dehnen 1 94
- **Stabiler Rücken** **95**
  Warm-up: Brustöffner · Einbeinstand 95
  Laufender Liegestütz 1 96
  Rumpfkreisen · Langsitz 1 97
  Cool-down: Dehnen des Rumpfes 98
- **Übungen am Arbeitsplatz** **99**
  Warm-up: Zehenspitzenstand · Kopfkreisen 99
  Brustöffner · Nacken/Wirbelsäule mobilisieren 100
  Schulter-Strech · Selbstmassage: Unterarm 101
  Unterarm dehnen 1 · Unterarm dehnen 2 102
- **Schlanke Taille** **103**
  Warm-up: Seitenwechsel · Bogen 103
  Knieheben seitlich · Sidestretch mit Fitnessband 104
  Rotation mit Fitnessband · Twist-Jump 105
  Hürdensitz · Cool-down: Mermaid-Stretch 106
- **Mehr Kraft und Flexibilität** **107**
  Warm-up: Zehenspitzenstand · Twist-Jump 107
  Laufender Liegestütz 2 108
  Unterarmstütz · Bogen 109
  Federn im Liegestütz · Ausfallschritt mit Sprung 110
  Cool-down: Schwingen in die Sumohocke 111
- **Meine Lieblingsübungen** **112**

Selbstmassage mit Rolle und Ball

WORKOUT 1

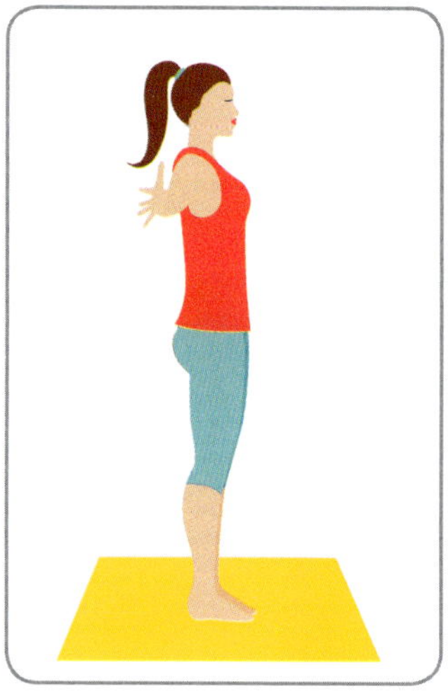

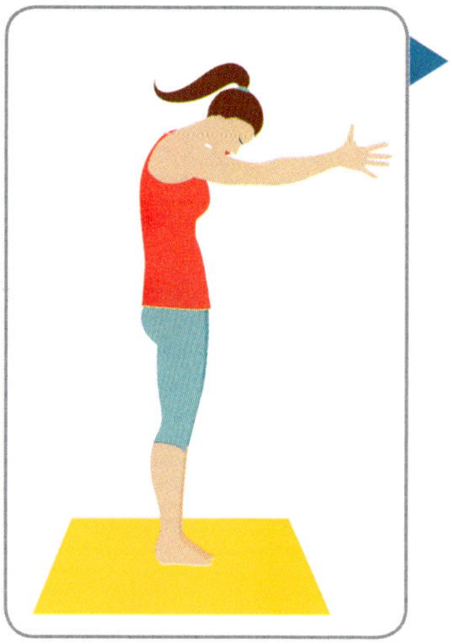

Brustöffner

Ausgangsposition

- Stabiler Stand, die Arme sind zur Seite ausgestreckt.
- Die Finger sind gestreckt und gespreizt.

Ausführung

- Tief einatmen, die Finger noch weiter weg vom Rumpf strecken und den Brustkorb heben.
- Beim Ausatmen die Arme gestreckt vor dem Körper auf Brusthöhe zusammenführen und den Blick zum Bauchnabel wenden.
- Den Bauchnabel tief nach innen zur Wirbelsäule ziehen und den Rücken runden.
- Dabei ziehen die Fingerspitzen nach vorn und die Brust nach hinten.

- 10 bis 15 Wiederholungen mit einer kurzen Pause nach den Wiederholungen.

Rumpfvorderseite

Material: Rolle

Ausgangsposition

- Rückenlage.
- Die Füße sind aufgestellt.
- Die Rolle liegt etwa in der Höhe der Schulterblätter unter dem Rücken; der Rücken ist an die Rolle gelehnt.
- Die Hände liegen am Hinterkopf.

Ausführung

- Den Oberkörper vorsichtig weiter nach hinten lehnen.
- Den Kopf in der Bewegung mitführen, aber nicht nach hinten fallen lassen.
- Der Kopf ruht in den Händen.
- Tief einatmen und dabei den Brustkorb heben, sodass sich die Rippen etwas nach außen bewegen.
- Den Bauchnabel tief nach innen halten.
- Beim Ausatmen darauf achten, dass sich die Rippen und der Brustkorb wieder absenken.

- 5 Atemzüge nach hinten gelehnt liegen bleiben.

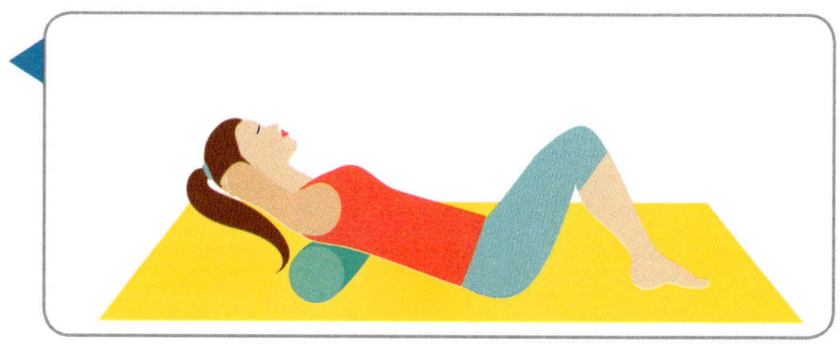

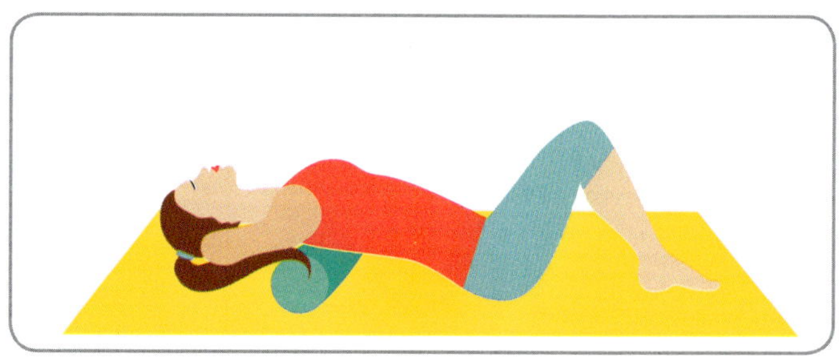

Gesamter Rumpf

Material: Rolle

Ausgangsposition

- Fersensitz.
- Die Rolle liegt vor dem Körper, die Hände liegen flach auf der Rolle, die Arme sind ausgestreckt.
- Der Kopf liegt zwischen den Armen.
- Der Rücken ist lang und gestreckt.

Ausführung

- Nun tief einatmen, dabei den Rücken runden und dadurch die Rolle zum Körper heranziehen.
- Das Kinn geht mit zur Brust.
- Die Arme bleiben lang.
- Beim Ausatmen den Rücken wieder strecken und die Rolle zurück nach vorn bewegen.

- 10 Wiederholungen mit einer kurzen Pause nach den Wiederholungen.

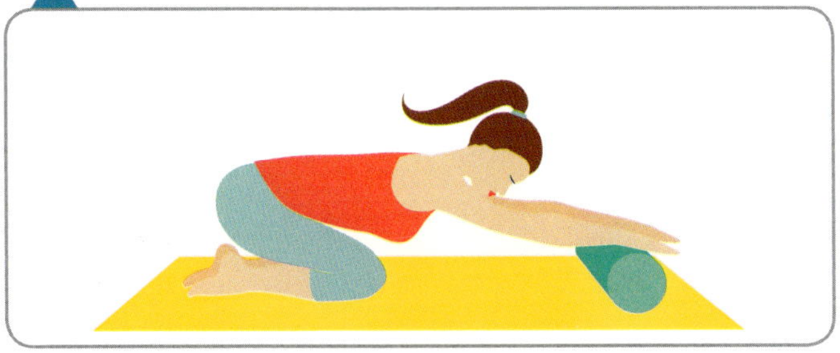

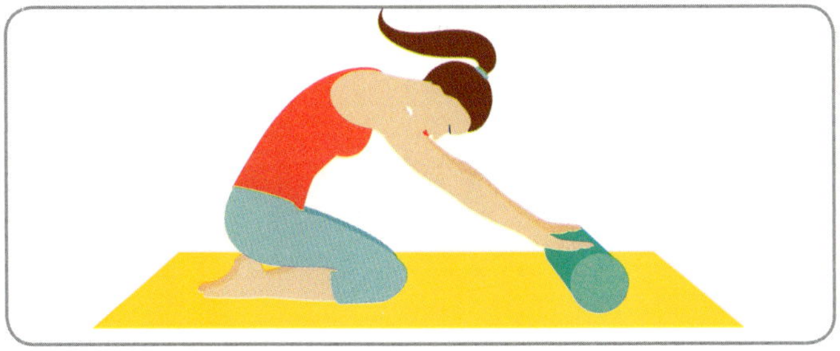

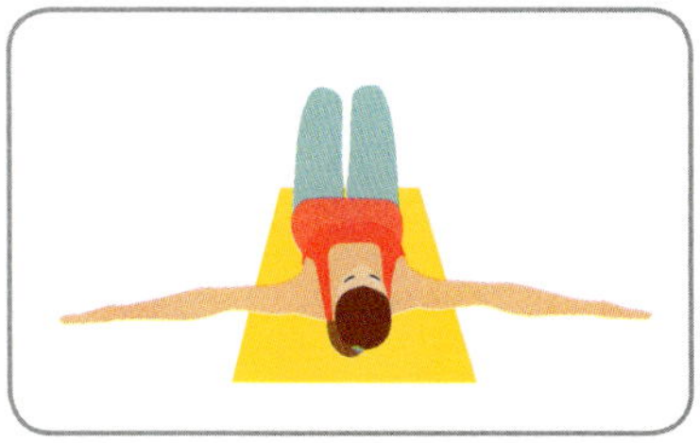

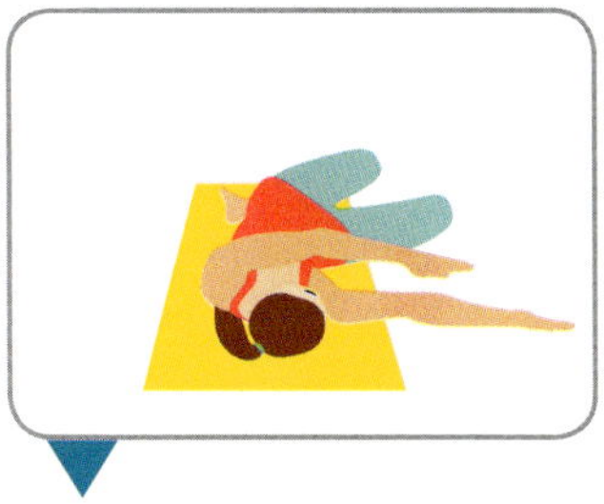

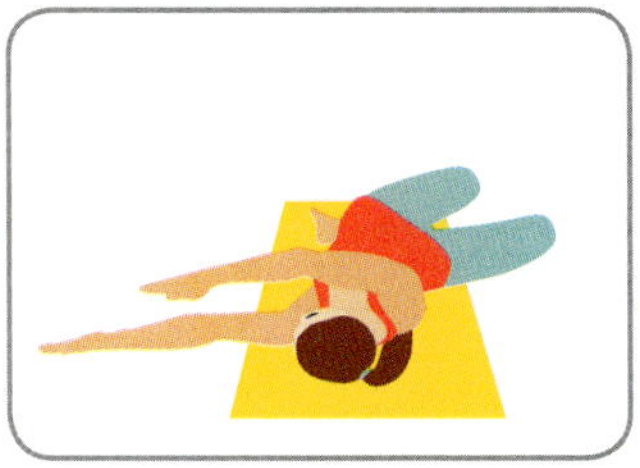

Brustwirbelsäule mobilisieren

Ausgangsposition

- Rückenlage.
- Die Arme sind gestreckt zur Seite abgelegt, die Handflächen zeigen nach oben.
- Die Beine sind aufgestellt.

Ausführung

- Beide Beine vorsichtig nach rechts drehen.
- Die Knie und Füße können sich lösen und möglichst locker liegen bleiben.
- Nun den Kopf langsam nach rechts drehen, den linken Arm mitnehmen und ihn so weit wie möglich zum rechten Arm führen.
- Dann den Arm wieder zurückführen.
- Nun die Arme wechseln, also den rechten Arm zum linken führen, dabei den Kopf mitdrehen.
- Anschließend die Beine zur anderen Seite drehen und die Übung noch einmal ausführen.

- 20 bis 30 Sekunden pro Seite dehnen.

Schwünge, Sprünge, Federungen

WORKOUT 1

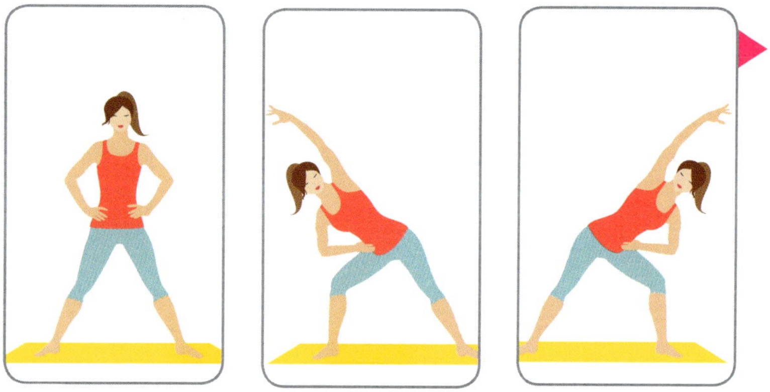

Seitenwechsel

Ausgangsposition
- Weiter Grätschstand.
- Die Fußspitzen sind nach außen gedreht.
- Die Hände sind in die Hüfte gestützt.

Ausführung
- Das rechte Bein leicht beugen, den Oberkörper dabei zum Bein neigen.
- Die Brust zeigt weiter nach vorn.
- Es sollte eine angenehme Dehnung in der Taille spürbar werden.
- Den Oberkörper wieder langsam zu Mitte zurückbewegen ...
- ... und die gleiche Bewegung in die andere Richtung durchführen.
- Darauf achten, dass das Bein nur leicht gebeugt und nicht zu weit über den Fuß geschoben wird.

- 10 Wiederholungen im Wechsel mit einer kurzen Pause nach den Wiederholungen.

Beinschwingen frontal

Material: Rolle oder Stuhl

Ausgangsposition
- Stabiler Stand.
- Die Rolle steht aufrecht links neben dem Körper.
- Die linke Hand ist auf die Rolle gestützt.
- Der rechte Arm ist zur Seite ausgestreckt.

Ausführung
- Das rechte Bein nach vorn schwingen, dabei leicht anwinkeln.
- Gleichzeitig mit dem linken Bein auf die Zehenspitzen gehen.
- Dann das rechte Bein zurückschwingen und dabei die Dehnung bzw. die Vorspannung in der Frontalfaszie im Beckenbereich spüren.
- Im Bewegungsfluss bleiben und das Bein direkt wieder nach vorn oben schwingen.
- Anschließend die Seiten wechseln.

- 30 Sekunden pro Seite trainieren.

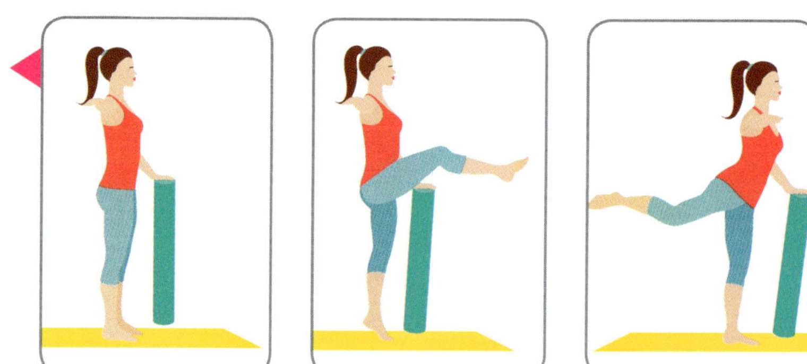

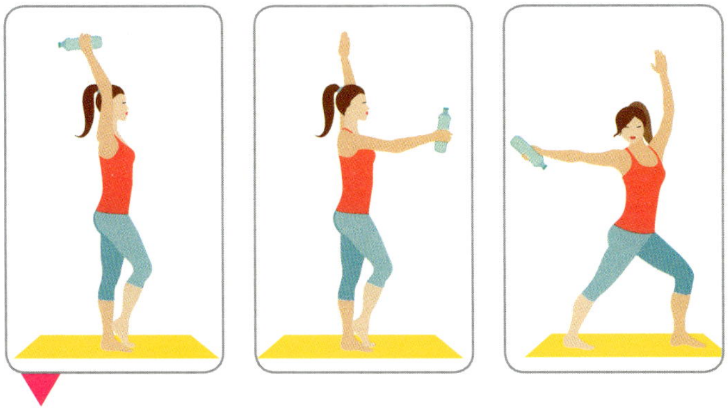

Schwingen in den Ausfallschritt

Material: Wasserflasche (oder Gewichtsmanschette)

Ausgangsposition
- Aufrechter Stand.
- Die Beine sind geschlossen, die rechte Ferse ist angehoben, der linke Fuß ist fest am Boden.
- Beide Arme sind nach oben gestreckt.
- Das Gewicht liegt in der rechten Hand.

Ausführung
- Den rechten Arm gestreckt nach vorn unten fallen lassen, sodass er an der Körperseite vorbei nach hinten schwingt.
- Gleichzeitig den Oberkörper nach rechts drehen und das rechte Bein gestreckt zurücksetzen.
- Die rechte Ferse vorsichtig in den Boden drücken.
- Der Blick folgt so weit wie möglich der Bewegung.
- Dann den rechten Arm wieder vollständig nach oben strecken, bis eine Dehnung im vorderen Rumpf- und Hüftbereich spürbar ist.
- Den Bauchnabel während der gesamten Bewegung nach innen ziehen.
- Anschließend die Seiten wechseln.

- 10 Wiederholungen pro Seite mit einer kurzen Pause nach den Wiederholungen.

Hüftbeuger dehnen

Ausgangsposition
- Kniestand.
- Das rechte Bein ist vorn, das Knie bildet einen rechten Winkel.
- Das linke Knie liegt weit hinter der Hüfte auf dem Boden.
- Beide Hände sind links neben dem rechten Fuß aufgesetzt.
- Den Kopf zunächst noch hängen lassen.

Ausführung
- Den rechten Arm so weit wie möglich nach oben strecken, der Blick folgt der Hand.
- Dann den Arm wieder senken ...
- ... und den linken Arm nach oben strecken.
- Im Wechsel bleiben.
- Anschließend die Beine wechseln.

- 5 Wiederholungen pro Seite mit einer kurzen Pause nach den Wiederholungen.

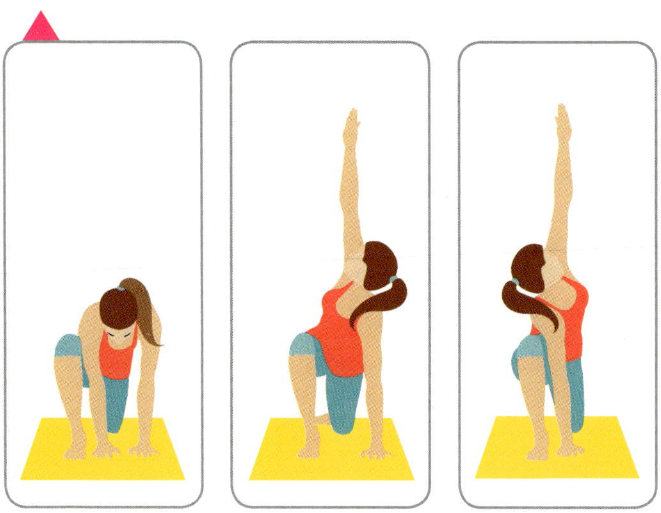

Selbstmassage mit Rolle und Ball

WORKOUT 2

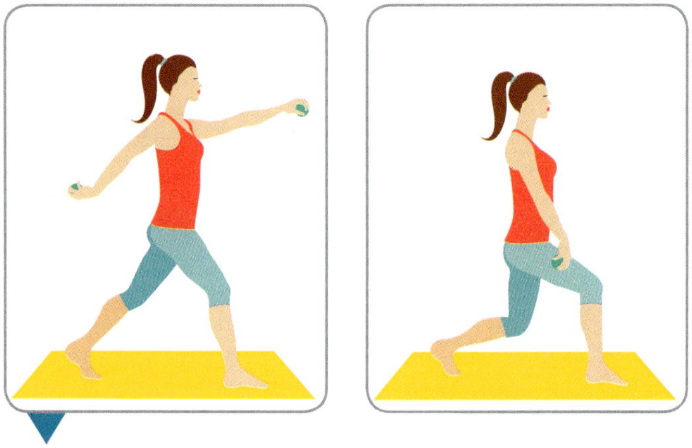

Armschwung

Material: 2 Trigger- oder Tennisbälle

Ausgangsposition
- Ausfallschritt.
- Beide Beine sind ganz leicht gebeugt.
- Die hintere Ferse ist vom Boden gelöst.
- Beide Füße zeigen nach vorn.
- In jeder Hand liegt ein Ball.
- Der linke Arm ist nach vorn ausgestreckt, der rechte Arm nach hinten.

Ausführung
- Gleichzeitig den hinteren Arm nach vorn und den vorderen Arm nach hinten schwingen.
- Während des Schwingens die Beine beugen ...
- ... und wieder strecken, sobald die Arme die neue Position erreicht haben.
- Dann die Arme wieder zurückschwingen, dabei die Beine wieder beugen.
- Im Wechsel bleiben.
- Nach 30 Sekunden die Beine wechseln.

- 30 Sekunden pro Seite trainieren.

Oberschenkel/Po

Material: Rolle

Ausgangsposition
- Sitz auf der Rolle.
- Die rechte Gesäßhälfte ist auf der Rolle, die rechte Hand ist dahinter abgestützt.
- Die linke Seite ist angehoben.
- Die linke Hand ist in die Hüfte gestützt.
- Das linke Bein ist aufgestellt.
- Das rechte Bein ist leicht angewinkelt, das Knie ist nach außen gedreht, der Fuß liegt locker auf dem Boden.

Ausführung
- Nun über den Po und außen über die Hüfte rollen.
- Dabei den Oberkörper etwas mitdrehen und selbst erspüren und austesten, wo der Druck am intensivsten ist. Dort bleiben und langsam immer wieder darüber rollen.
- Anschließend die Seiten wechseln.

- 20 bis 30 Sekunden pro Seite massieren.

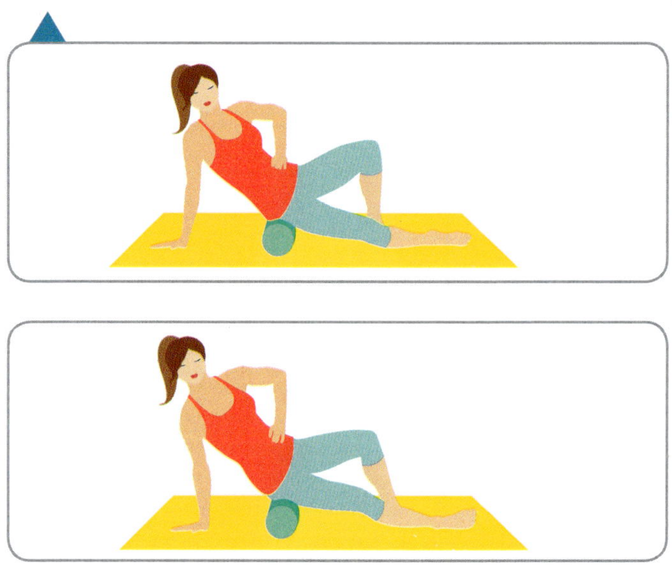

Unterer Rücken 2

Material: Rolle

Ausgangsposition
- Rückenlage.
- Der untere Rücken liegt auf der Rolle.
- Die Beine sind angewinkelt und angehoben.
- Die Arme liegen zur Seite gestreckt auf dem Boden.
- Der Rücken darf nicht im Hohlkreuz sein!

Ausführung
- Knie und Hüfte nun langsam erst nach rechts ...
- ... dann nach links drehen und auf diese Weise das Becken über die Rolle bewegen.
- Dabei die Positionen immer wieder leicht verändern, sodass der untere Rücken möglichst vielseitig massiert und bearbeitet wird.

- 30 Sekunden massieren.

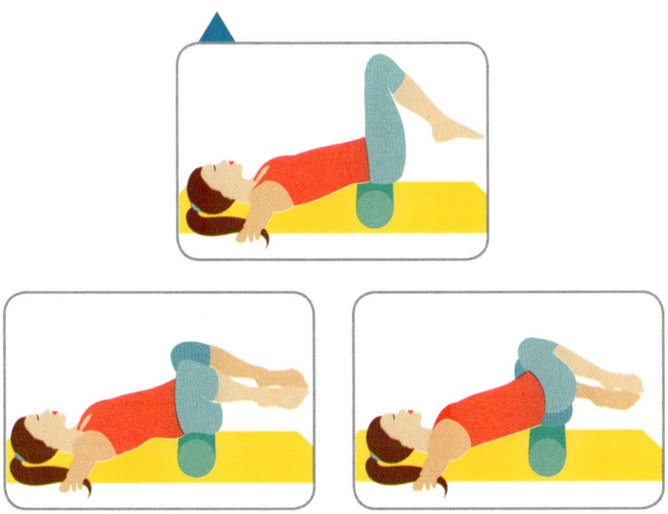

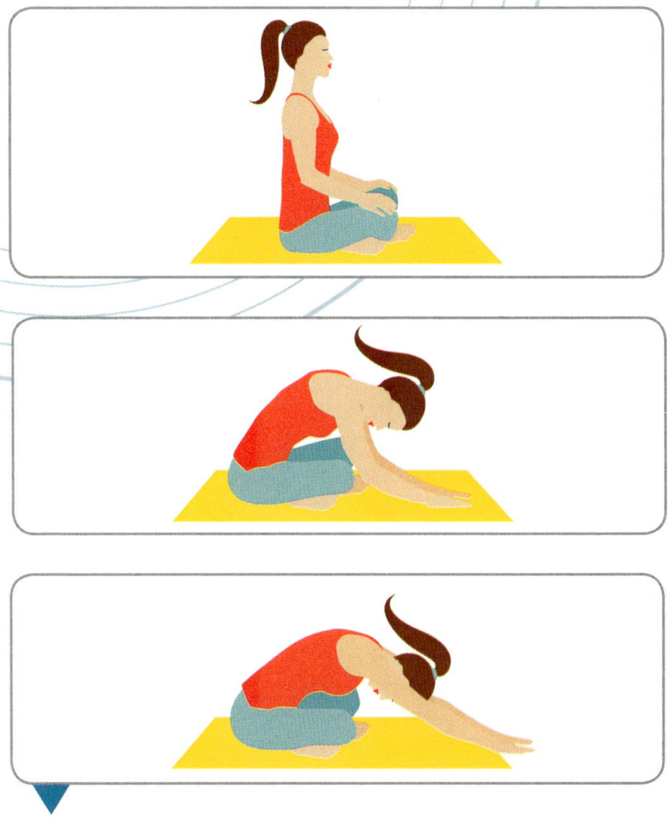

Po/Oberschenkel außen dehnen

Ausgangsposition
- Schneidersitz.
- Die Arme liegen locker auf den Knien.
- Der Oberkörper ist aufgerichtet.

Ausführung
- Nun die Arme vor dem Körper auf dem Boden ablegen, den Kopf locker hängen lassen.
- Bei jedem Ausatmen die Arme weiter strecken und mit den Händen ein Stückchen weiter nach vorn wandern, bis eine Dehnung im Rücken spürbar ist.

- Die Dehnung 15 Sekunden halten.

Übung für die Faszien

WORKOUT 1

Beckenkreisen

Ausgangsposition
- Vierfüßlerstand.
- Die Hände sind in Höhe der Schultern aufgestützt.
- Das Kinn ist leicht zur Brust geneigt,
- der Kopf bildet die Verlängerung der Wirbelsäule.

Ausführung
- Langsam mit dem Becken kreisen,
- dabei den Rücken abwechselnd zu einem Katzenbuckel runden ...
- ... und wieder strecken.
- Den Kopf in der Bewegung vorsichtig mitführen, ohne zu viel nachzudenken.
- Die Richtung zwischendurch wechseln oder abwechselnd kleine und große Kreise mit dem Becken durchführen.

- 30 Sekunden trainieren.

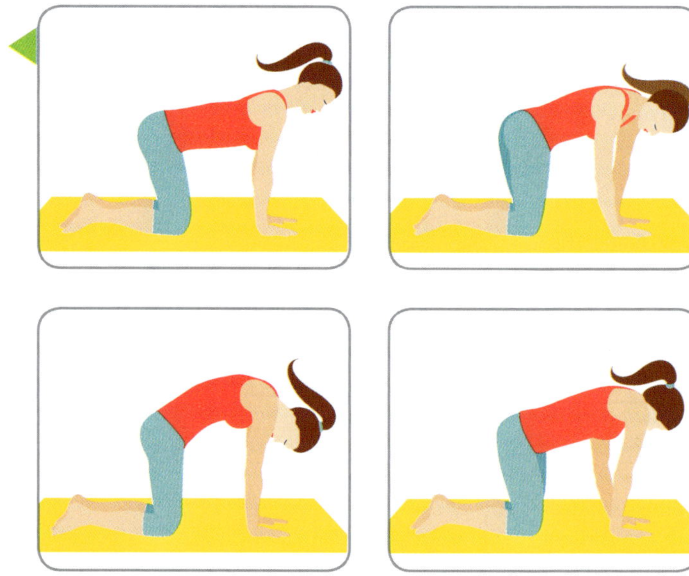

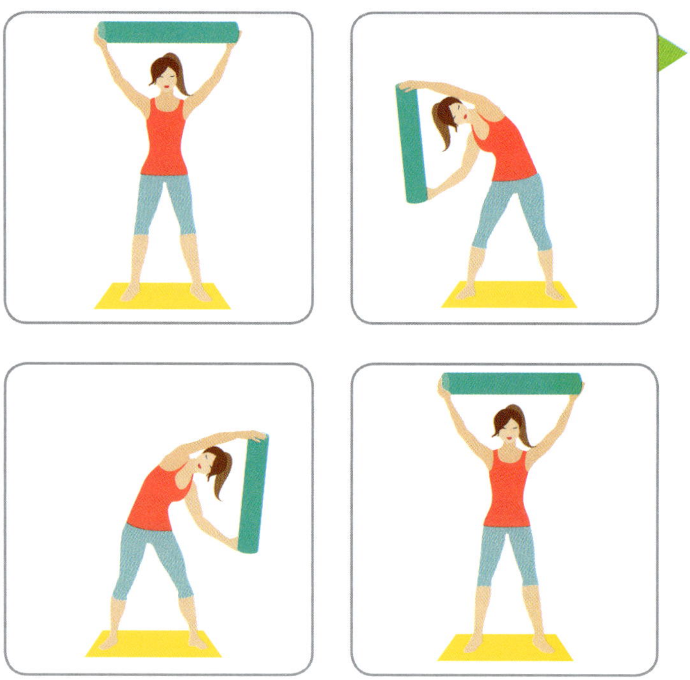

Rumpfkreisen

Material: Rolle

Ausgangsposition
- Grätschstand. Die Beine sind weit geöffnet, die Fußspitzen sind leicht nach außen gedreht.
- Die Rolle liegt längs in beiden Händen, die Arme sind nach oben gestreckt. Gerader Rücken, tiefe Schultern.

Ausführung
- Den Oberkörper gestreckt nach rechts neigen und weiter nach vorn absenken, bis die Rolle über dem Boden schwebt, dabei die Beine beugen.
- Weiter nach links kreisen, bis der Oberkörper wieder in der Ausgangsposition ankommt.
- In der Aufwärtsbewegung die Beine wieder strecken.
- Die Arme dabei möglichst lang lassen und nicht ruckartig bewegen, sondern eine Schwungbewegung ausführen.
- Den Oberkörper nach links neigen und wechselweise die gleiche Bewegung in die andere Richtung ausführen.

- 40 Sekunden trainieren.

Laufender Liegestütz 1

Ausgangsposition
- Stabiler Stand.
- Die Füße sind leicht geöffnet.
- Die Arme hängen locker neben dem Körper.

Ausführung
- Mit dem Oberkörper abrollen und die Hände vor den Füßen absetzen.
- Mit den Händen jetzt weiter in eine Liegestützposition wandern, bis die Schultern über den Händen stehen – dort kurz innehalten.
- Dann den Po nach oben zur Decke schieben – der Körper bildet jetzt ein umgekehrtes V – und den Kopf zwischen die Arme nehmen.
- Die Fersen langsam und abwechselnd Richtung Boden ziehen.
- Mit den Händen wieder zu den Füßen gehen, aufrollen und auf die Zehenspitzen heben.

- 5 Wiederholungen mit einer kurzen Pause nach den Wiederholungen.

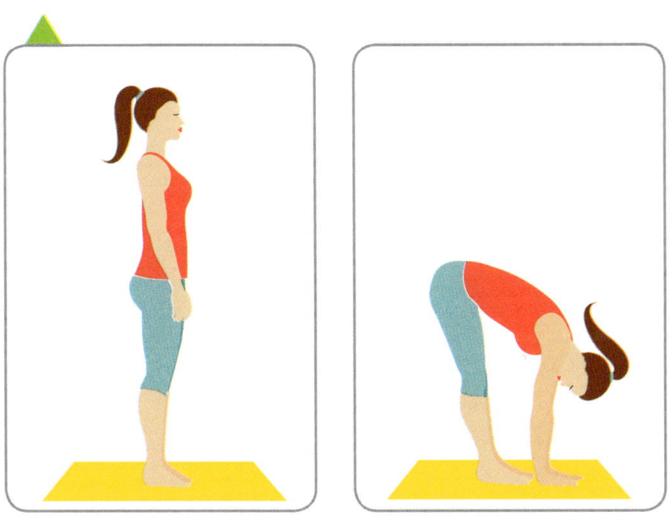

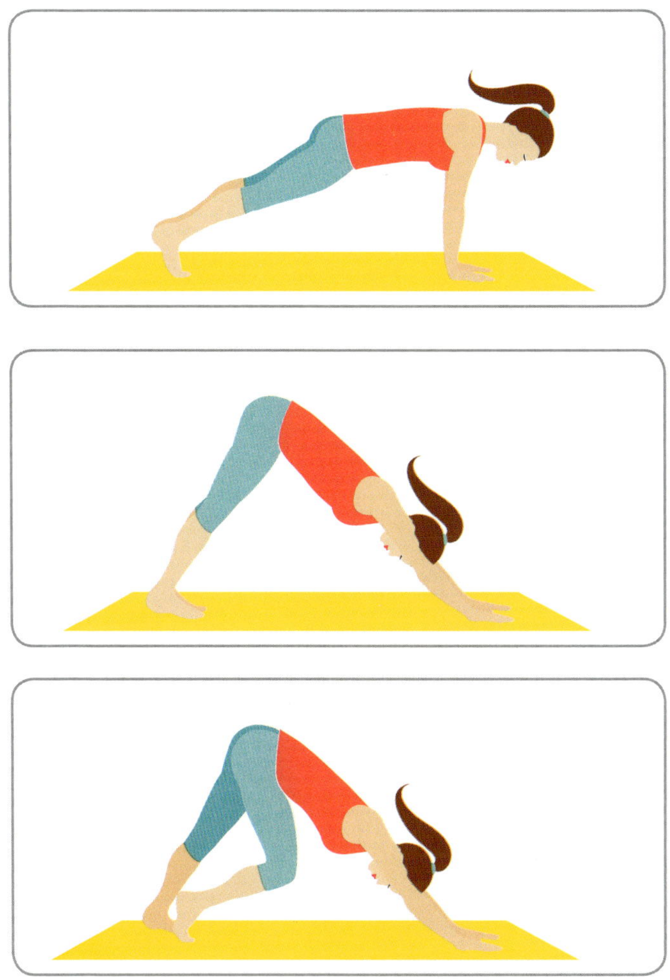

Selbstmassage mit Rolle und Ball

WORKOUT 3

Zehenspitzenstand

Ausgangsposition

- Stabiler Stand.
- Die Beine sind ganz leicht geöffnet.
- Die Hände sind in die Hüfte gestützt.

Ausführung

- Die Fersen heben und langsam das Gewicht auf die Zehenspitzen verlagern.
- Dann die Fersen wieder zum Boden führen, das Gewicht nun auf die Fersen verlagern und die Fußspitzen anziehen.
- Den Ablauf wiederholen und mit dem Blick einen Fixpunkt suchen. So kann die Bewegung besser kontrolliert werden.

- 20 Sekunden trainieren.

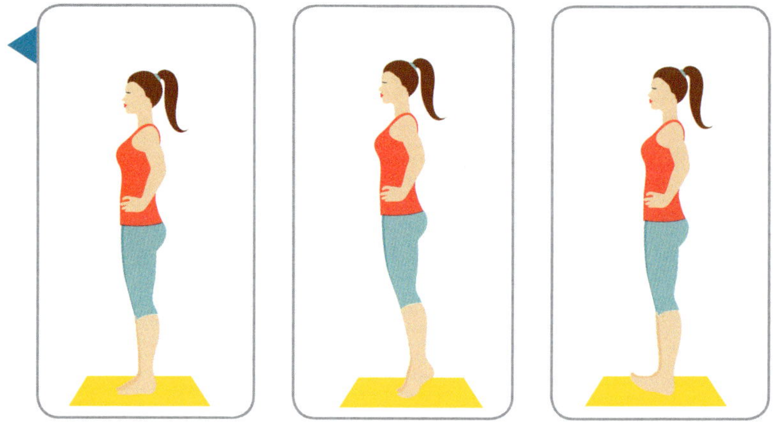

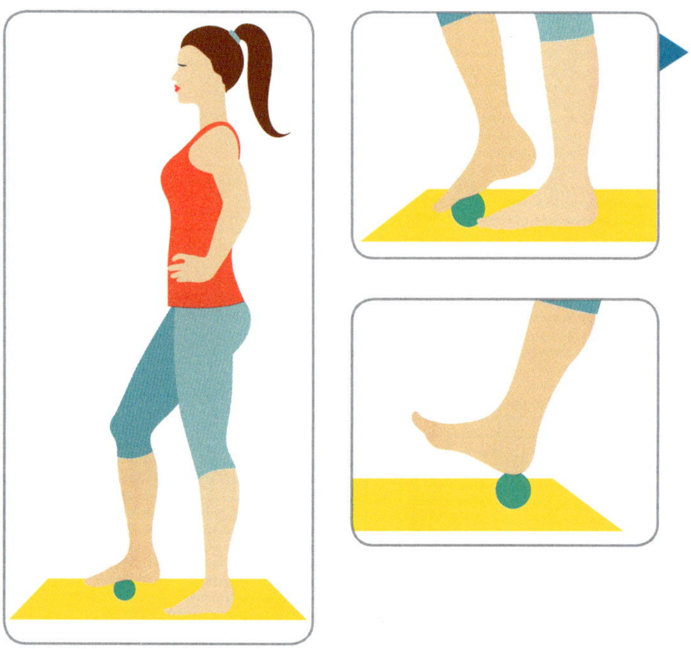

Fuß

Material: Ball

Ausgangsposition

- Aufrechter Stand.
- Der Ball liegt unter der Mitte des rechten Fußes.

Ausführung

- Nun mit der Fußsohle langsam und gerade entlang der Faszie über den Ball rollen.
- Sowohl „längs“, also von der Ferse bis zu den Zehen, als auch von rechts nach links rollen.
- Dann in kreisenden Bewegungen rollen.
- Anschließend die Füße wechseln.

- 20 Sekunden pro Seite massieren.

Fuß/Wade

Material: Rolle, Stuhl

Ausgangsposition

- Stand auf der Rolle.
- Die Rolle liegt auf dem Boden.
- Beide Füße stehen auf der Rolle, die Fersen stehen hinten über.
- Dabei mit den Händen an einem Stuhl (oder an einer Wand) festhalten.

Ausführung

- Die Fersen nun abwechselnd langsam nach unten zum Boden ziehen, bis eine Dehnung im Wadenansatz spürbar ist.

- 5 × 5 Sekunden pro Fuß massieren.

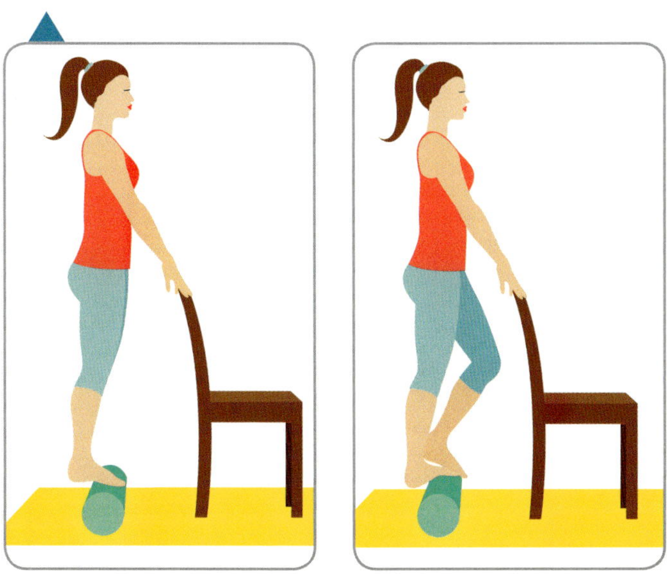

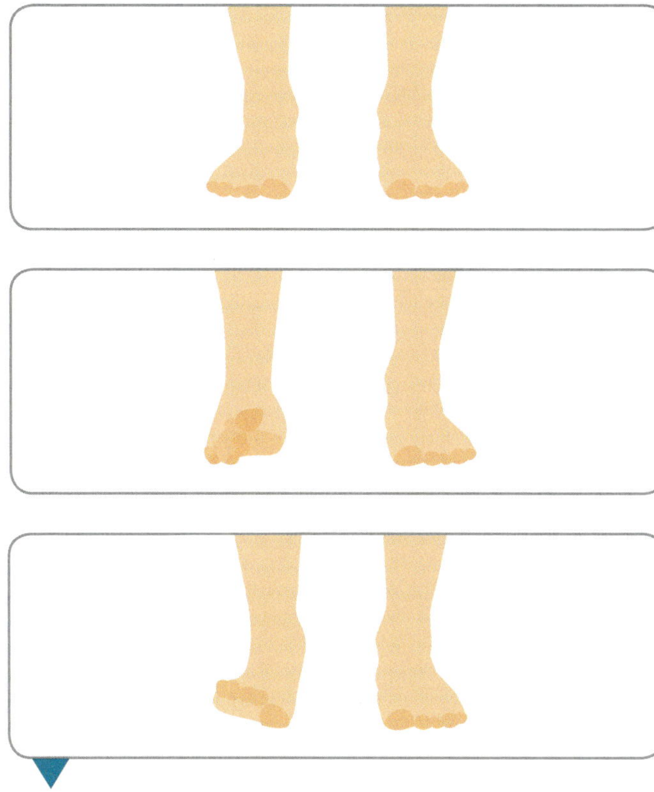

Fußmuskulatur dehnen

Ausgangsposition

- Stabiler Stand.
- Die Hände sind in die Hüften gestützt.

Ausführung

- Zunächst die rechte Fußinnenseite nach oben ziehen,
- dann die Außenseite.
- Beide Kanten im Wechsel belasten.
- Anschließend die Füße wechseln.

- 10 Wiederholungen pro Seite mit einer kurzen Pause nach den Wiederholungen.

Schwünge, Sprünge, Federungen

WORKOUT 2

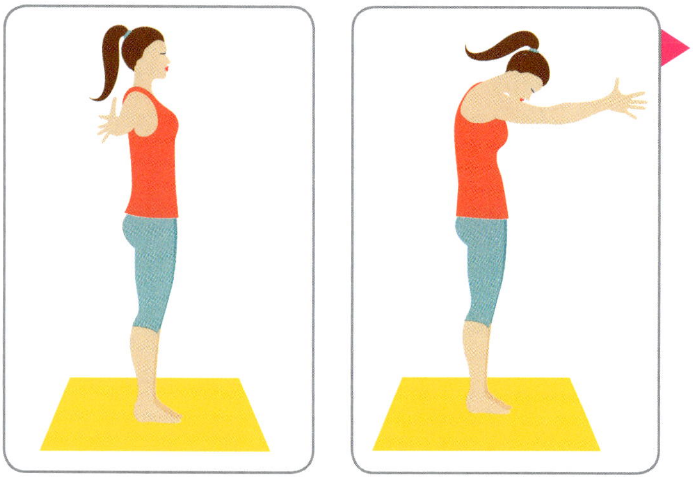

Brustöffner

Ausgangsposition

- Stabiler Stand, die Arme sind zur Seite ausgestreckt.
- Die Finger sind gestreckt und gespreizt.

Ausführung

- Tief einatmen, die Finger noch weiter weg vom Rumpf strecken und den Brustkorb heben.
- Beim Ausatmen die Arme gestreckt vor dem Körper auf Brusthöhe zusammenführen und den Blick zum Bauchnabel wenden.
- Den Bauchnabel tief nach innen zur Wirbelsäule ziehen und den Rücken runden.
- Dabei ziehen die Fingerspitzen nach vorn und die Brust nach hinten.

- 10 bis 15 Wiederholungen mit einer kurzen Pause nach den Wiederholungen.

Frontales Schwingen

Material: 2 Wasserflaschen (oder Gewichtsmanschetten)

Ausgangsposition

- Aufrechter Stand. Die Beine sind leicht geöffnet.
- Die Gewichte liegen in den Händen.
- Die Arme sind nach oben gestreckt.

Ausführung

- Tief einatmen,
  die Arme mit Schwung nach unten und hinten führen,
  dabei in die Kniebeuge gehen,
  den Po nach hinten schieben, den Oberkörper nach vorn,
  den Kopf als Verlängerung der Wirbelsäule leicht zur Brust geneigt halten.
- Die Arme schwingen an den Beinen außen vorbei.
- Während der Abwärtsbewegung die Beine beugen und zweimal federn.
- Mit dem Ausatmen zurückschwingen und Arme, Beine und Oberkörper wieder strecken.

- 10 bis 15 Wiederholungen mit einer kurzen Pause nach den Wiederholungen.

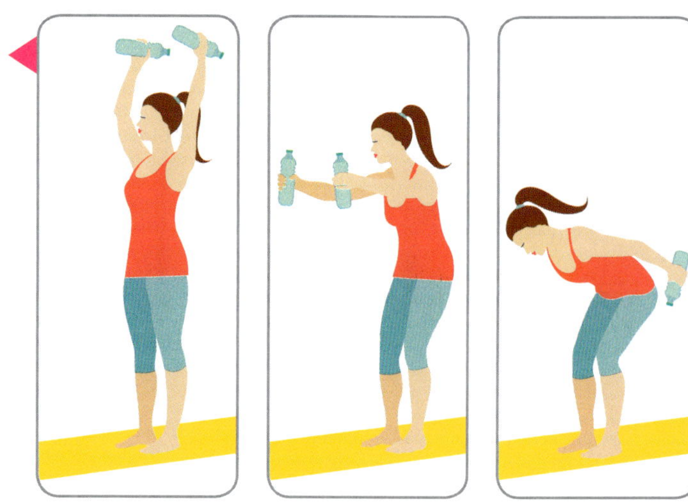

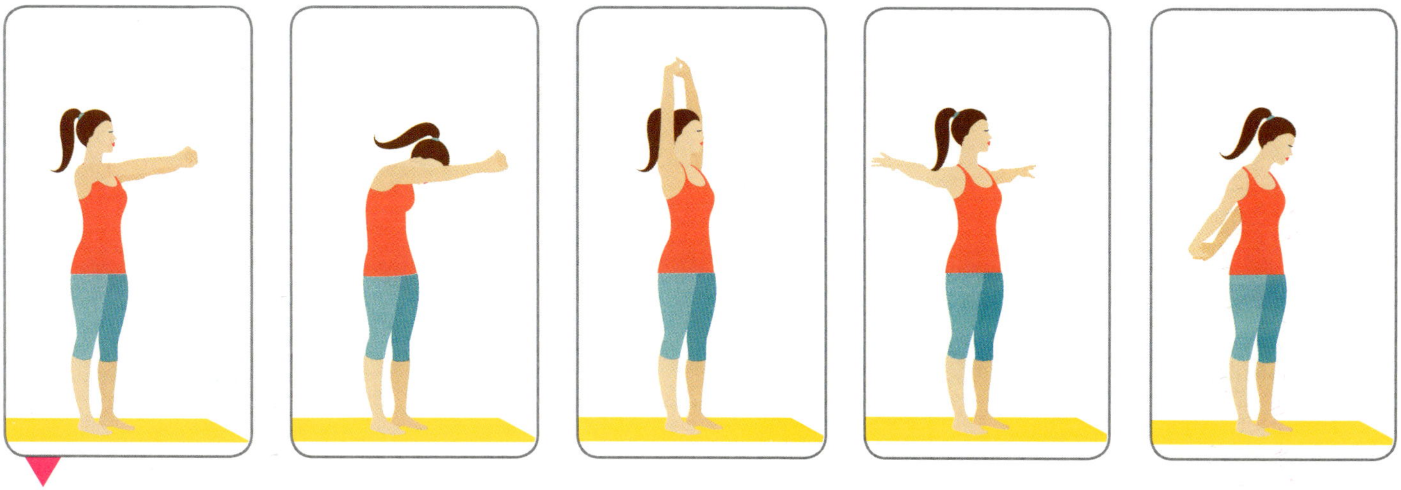

Dehnen des Rumpfes

Ausgangsposition

- Stabiler Stand.
- Die Arme sind nach vorn ausgestreckt und auf Brusthöhe angehoben.
- Die Hände sind ineinander verschränkt, sodass beide Handflächen nach vorn zeigen.

Ausführung

- Einatmen.
- Beim Ausatmen die Hände weiter nach vorn schieben ...
- ... dabei den Kopf zur Brust ziehen und den Oberkörper runden, ohne ihn jedoch zu weit nach vorn abzuneigen.
- Handflächen und Brustkorb sind so weit wie möglich voneinander entfernt, sodass eine Dehnung zwischen den Schulterblättern spürbar wird.
- Beim erneuten Einatmen die Arme nach oben über den Kopf führen.
- Der Blick folgt den Händen.
- Beim nächsten Einatmen die Arme öffnen, in einem großen Kreis erst nach unten und dann hinter den Körper führen.
- Dort die Hände wieder ineinander verschränken.
- Beim Ausatmen die Schultern zurückziehen, die Brust heben, den Bauchnabel aber nach innen halten.
- Der Blick ist zum Bauchnabel gerichtet.
- Mit dem nächsten Einatmen den Ablauf von vorn beginnen.

- 8 Wiederholungen mit einer kurzen Pause nach den Wiederholungen.

Selbstmassage mit Rolle und Ball

WORKOUT 4

Twist-Jump

Ausgangsposition
- Aufrechter Stand.
- Die Füße sind fast geschlossen.
- Die Arme sind angewinkelt und in Brusthöhe angehoben.
- Die Unterarme liegen locker übereinander,
- die Hände liegen an den Ellbogen.

Ausführung
- Nun – zunächst leicht federnd – die Füße abwechselnd nach rechts und links bewegen, dabei gleichzeitig den Oberkörper in die jeweils entgegengesetzte Richtung drehen, sodass eine Art „Verwringung" im Oberkörper entsteht.
- Wenn also Becken und Füße nach links drehen,
- bewegen sich die Schultern und die Ellbogen leicht nach rechts – und umgekehrt.
- Die Bewegung erst so weich wie möglich ausführen,
- dann kraftvollere Sprünge machen.

- 30 Sekunden trainieren.

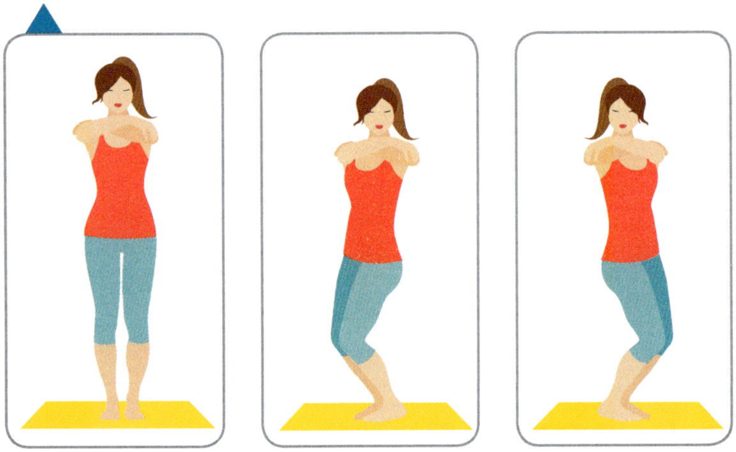

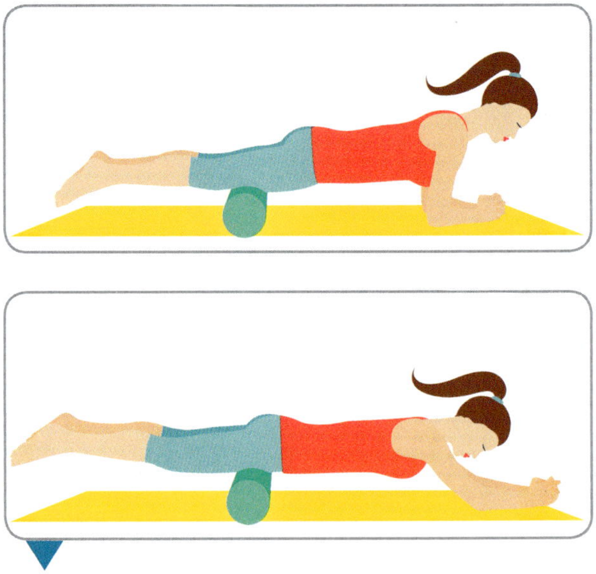

Oberschenkel vorn

Material: Rolle

Ausgangsposition
- Unterarmstütz.
- Die Unterarme liegen flach auf dem Boden.
- Die Ellbogen sind unter den Schultern.
- Die Rolle liegt unter den Oberschenkeln, etwas oberhalb der Knie.
- Die Halswirbelsäule ist gestreckt.

Ausführung
- Mit den Unterarmen nun den Körper vor- und zurückbewegen, sodass sich die Rolle vom Knieansatz bis hoch in Richtung Becken mitbewegt.
- Dabei darauf achten, dass der Bauch nicht durchhängt, sondern den Po eher oben halten und den Bauchnabel wieder tief nach innen ziehen.

- 20 bis 30 Sekunden massieren.

Oberschenkel hinten

Material: Rolle

Ausgangsposition

- Sitz auf der Rolle.
- Die Rolle liegt unter den Oberschenkeln.
- Die Hände sind hinter dem Körper aufgestützt.
- Der Po ist in der Luft.

Ausführung

- Nun die Oberschenkel über die Rolle bewegen,
- erst bis zur Kniekehle,
- danach wieder nach oben in Richtung Po.
- Dabei die Beine abwechselnd nach außen und innen drehen, damit mehr Anteile des großen Beinbeugers und dessen faszialen Zügen auf der Körperrückseite erreicht werden können.

- 20 bis 30 Sekunden massieren.

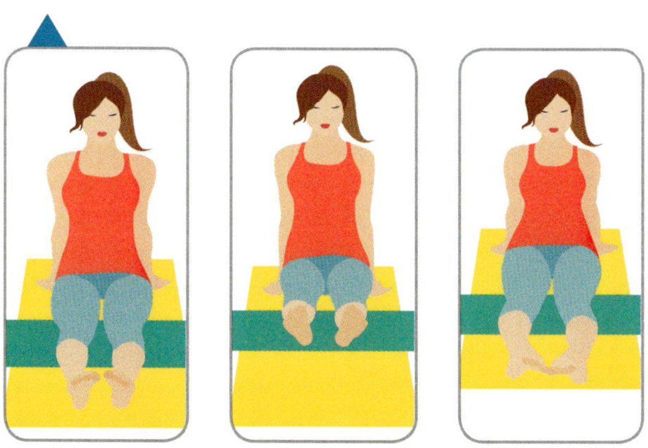

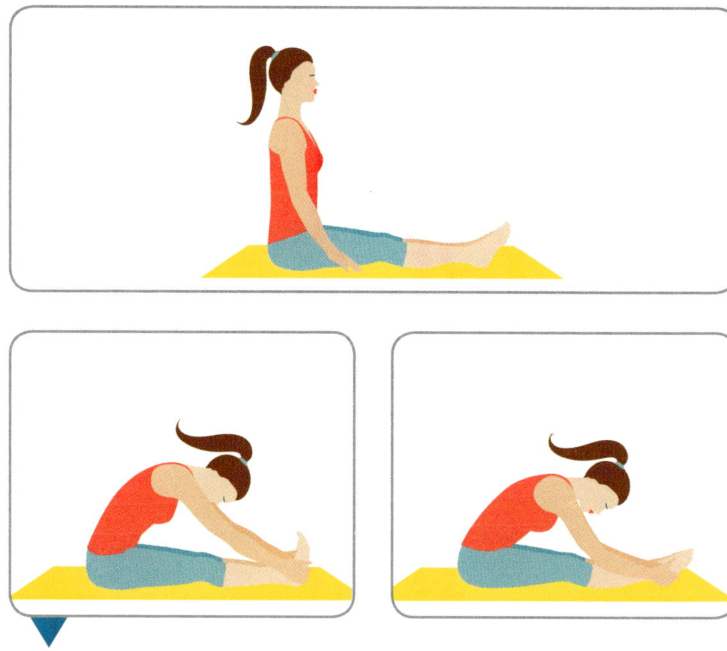

Langsitz 1

Ausgangsposition

- Langsitz.
- Die Beine sind nach vorn ausgestreckt.

Ausführung

- Die Hände soweit wie möglich zu den Füßen führen.
- Sobald der Dehnschmerz zu groß wird, der Dehnung wieder etwas nachgeben. Wenn die Füße nicht erreicht werden können, dann an die Fesseln oder Waden greifen.
- Die Fußspitzen nun anziehen und den Blick zum Bauchnabel wenden.
- Langsam den Kopf wieder etwas anheben und nach vorn über die Füße schauen.
- Dabei die Zehenspitzen wieder strecken.

- 10 Wiederholungen mit einer kurzen Pause nach den Wiederholungen.

Übung für die Faszien

WORKOUT 2

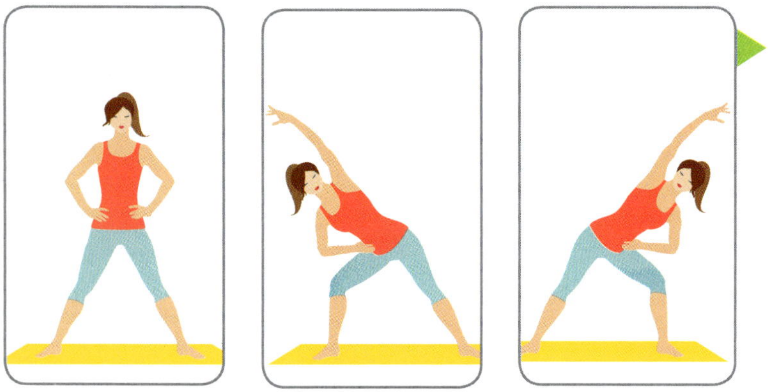

Seitenwechsel

Ausgangsposition
- Weiter Grätschstand.
- Die Fußspitzen sind nach außen gedreht.
- Die Hände sind in die Hüfte gestützt.

Ausführung
- Das rechte Bein leicht beugen, den Oberkörper dabei zum Bein neigen.
- Die Brust zeigt weiter nach vorn.
- Es sollte eine angenehme Dehnung in der Taille spürbar werden.
- Den Oberkörper wieder langsam zu Mitte zurückbewegen ...
- ... und die gleiche Bewegung in die andere Richtung durchführen.
- Darauf achten, dass das Bein nur leicht gebeugt und nicht zu weit über den Fuß geschoben wird.

- 10 Wiederholungen im Wechsel mit einer kurzen Pause nach den Wiederholungen.

Bogen

Ausgangsposition
- Kreuzstand: Das rechte Bein ist hinter dem linken gekreuzt, der rechte Fuß steht links neben dem linken. Die Fußspitzen zeigen nach vorn.
- Der Rücken ist gerade.

Ausführung
- Den linken Arm rechts um den Brustkorb legen, die Finger liegen auf den Rippen.
- Den rechten Arm seitlich über den Kopf strecken und den Oberkörper leicht zur Seite neigen.
- Den Kopf stabil halten und nicht zu weit zur Seite legen.
- Anschließend die Seiten wechseln.

- 5 Wiederholungen pro Seite mit einer kurzen Pause nach den Wiederholungen.

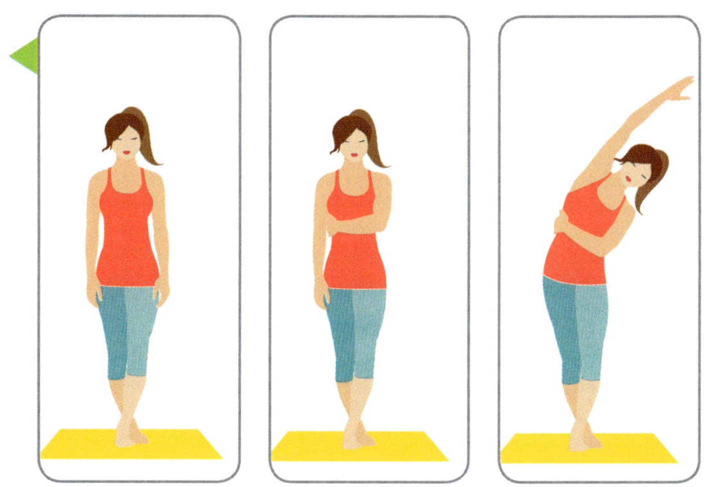

Laterallinie

Armkreise im Ausfallschritt

Ausgangsposition
- Weiter Grätschstand.
- Der rechte Fuß ist nach außen gedreht.
- Die linke Fußspitze zeigt nach vorn.
- Das rechte Bein ist gebeugt, das Knie ist gerade über dem Fuß.
- Der rechte Unterarm ist auf den Oberschenkel gestützt, sodass der Oberkörper gerade ist.
- Den Kopf ist etwas geneigt und bildet die Verlängerung der Wirbelsäule.

Ausführung
- Den linken Arm über die Seite zum Kopf und dann weiter führen, also vor dem Körper große Kreise ausführen.
- Der Blick folgt der Hand.
- Der rechte Unterarm bleibt aufgestützt, sodass der Rücken gestreckt ist.
- Anschließend die Seiten wechseln.

- 8 Wiederholungen pro Seite mit einer kurzen Pause nach den Wiederholungen.

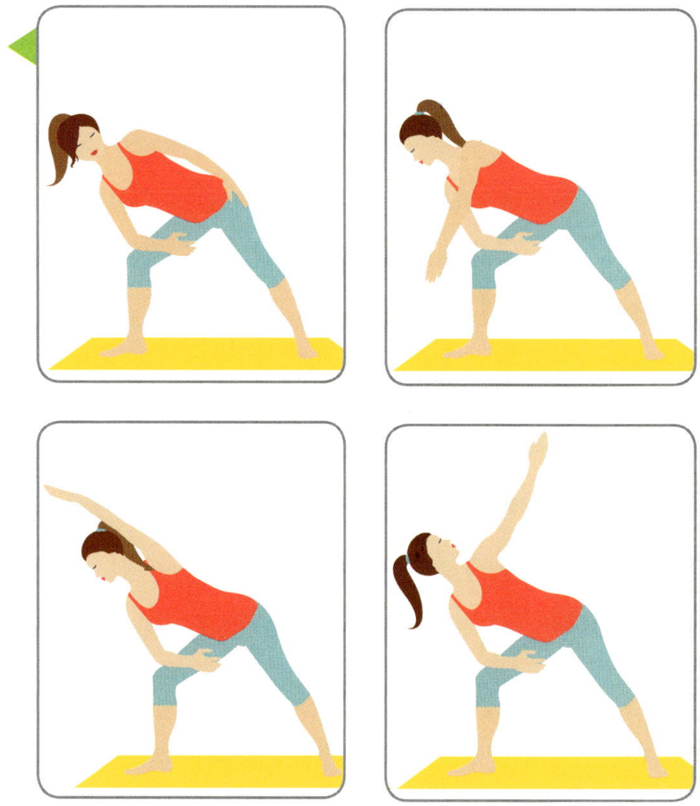

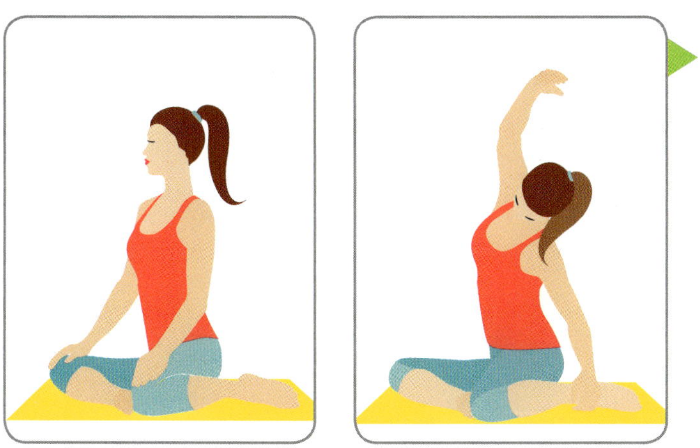

Mermaid-Stretch

Ausgangsposition
- Sitz auf dem Boden.
- Beide Beine sind nach rechts angewinkelt, sodass das Gewicht nur auf der linken Gesäßhälfte liegt.

Ausführung
- Nun mit der rechten Hand an den rechten Fuß greifen.
- Den linken Arm über den Kopf nach rechts ziehen, sodass eine leichte Kurve im Oberkörper und eine deutliche Dehnung in der linken Körperseite entsteht.
- Anschließend die Seiten wechseln.

- 10 Sekunden pro Seite dehnen.

Selbstmassage mit Rolle und Ball

WORKOUT 5

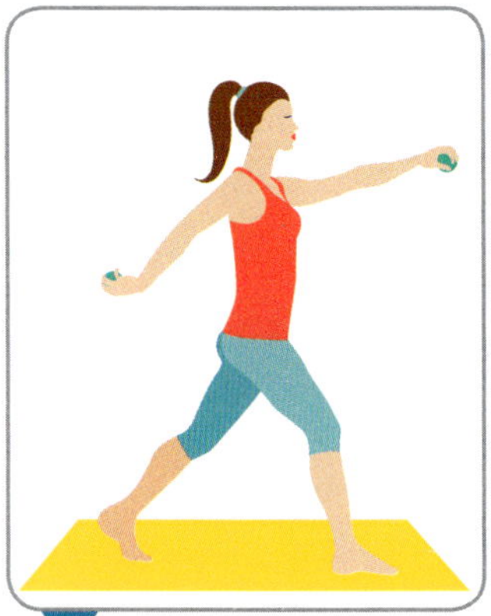

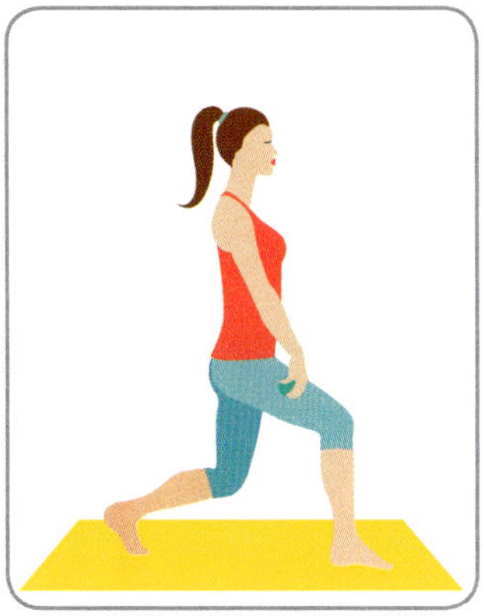

Armschwung

Material: 2 Trigger- oder Tennisbälle

Ausgangsposition

- Ausfallschritt.
- Beide Beine sind ganz leicht gebeugt.
- Die hintere Ferse ist vom Boden gelöst.
- Beide Füße zeigen nach vorn.
- In jeder Hand liegt ein Ball.
- Der linke Arm ist nach vorn ausgestreckt, der rechte Arm nach hinten.

Ausführung

- Gleichzeitig den hinteren Arm nach vorn und den vorderen Arm nach hinten schwingen.
- Während des Schwingens die Beine beugen ...
- ... und wieder strecken, sobald die Arme die neue Position erreicht haben.
- Dann die Arme wieder zurückschwingen, dabei die Beine wieder beugen.
- Im Wechsel bleiben.
- Nach 30 Sekunden die Beine wechseln.

- 30 Sekunden pro Seite trainieren.

Oberschenkel innen

Material: Rolle

Ausgangsposition

- Bauchlage.
- Die Unterarme sind aufgestützt.
- Die Rolle liegt rechts neben dem Körper, längs.
- Das rechte Bein ist angewinkelt, das rechte Knie liegt auf der Rolle.
- Das linke Bein ist ausgestreckt.

Ausführung

- Mit der Rolle langsam vom Knie bis zum Becken nach innen rollen.
- Dabei spüren, wo die Rollbewegung am intensivsten bzw. etwas schmerzhafter ist. An diesem Punkt etwas länger rollen.
- Der Hals ist gestreckt.
- Den Unterarmstütz während der gesamten Übung aktiv halten.

- 20 bis 30 Sekunden pro Seite massieren.

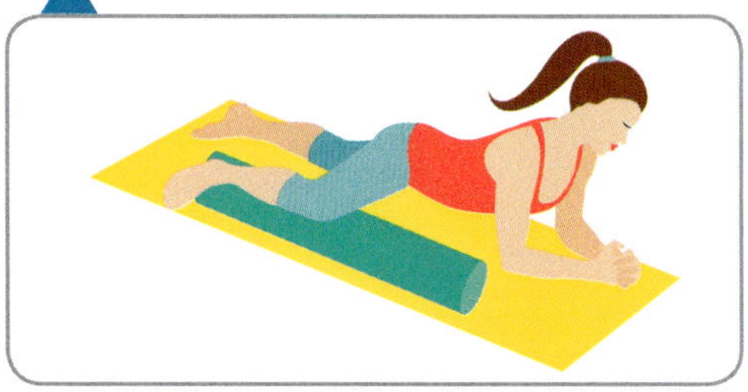

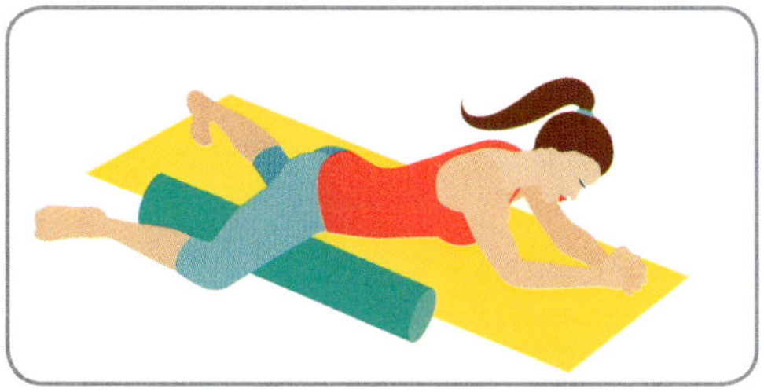

Oberschenkel außen

Material: Rolle

Ausgangsposition
- Seitenlage.
- Die Rolle liegt unterhalb der Hüfte unter dem Körper.
- Der untere Arm ist angewinkelt, der Unterarm ist aufgestützt.
- Der Ellbogen ist unter der Schulter.
- Die andere Hand ist vor dem Körper abgesetzt.
- Das obere Bein ist angewinkelt, der Fuß ist aufgestellt.
- Der Hals ist lang.

Ausführung
- Die Rolle langsam von der Hüfte bis zum äußeren Knie bewegen.
- Das Knie dabei leicht nach vorn drehen.
- Das Ohr aktiv weit weg von der Schulter ziehen.
- Anschließend die Seiten wechseln.

- 20 bis 30 Sekunden pro Seite massieren.

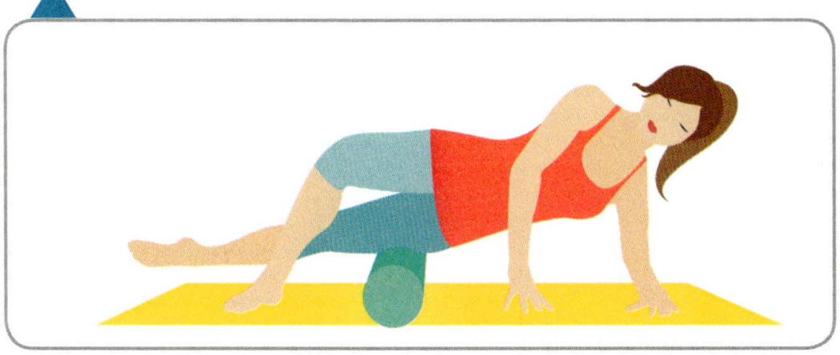

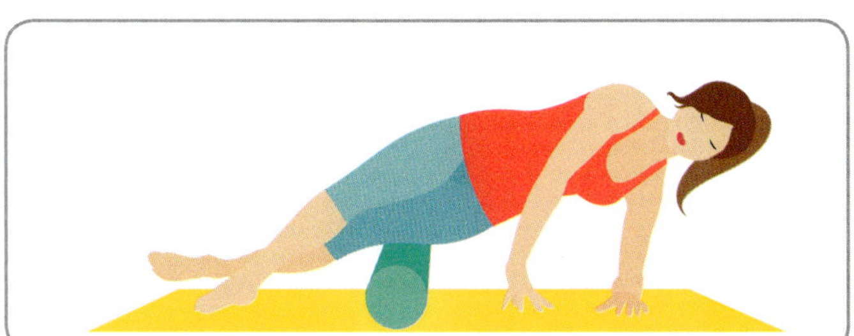

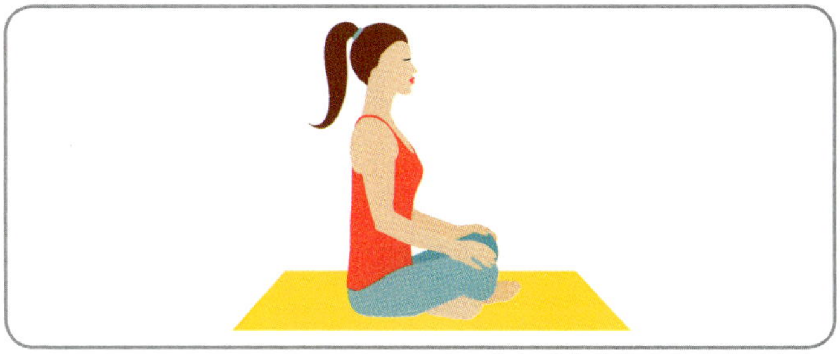

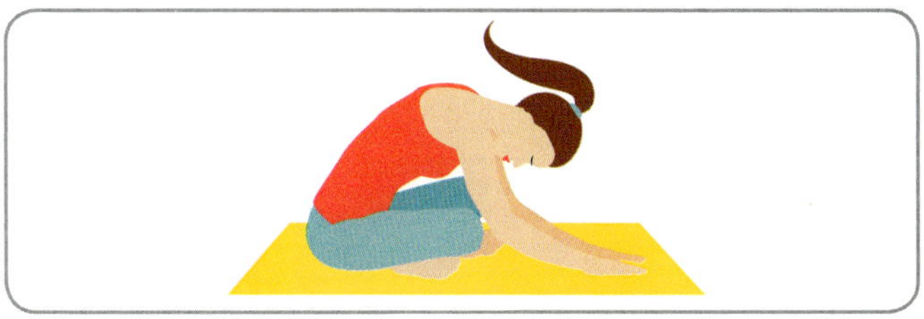

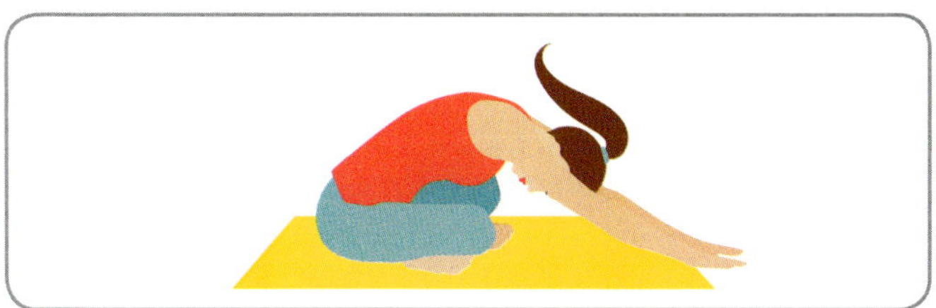

Po/Oberschenkel außen dehnen

Ausgangsposition
- Schneidersitz.
- Die Arme liegen locker auf den Knien.
- Der Oberkörper ist aufgerichtet.

Ausführung
- Nun die Arme vor dem Körper auf dem Boden ablegen, den Kopf locker hängen lassen.
- Bei jedem Ausatmen die Arme weiter strecken und mit den Händen ein Stückchen weiter nach vorn wandern, bis eine Dehnung im Rücken spürbar ist.

- Die Dehnung 15 Sekunden halten.

Schwünge, Sprünge, Federungen

WORKOUT 3

Schwingen in die Sumohocke

Material: 1 Wasserflasche (oder Gewichtsmanschette)

Ausgangsposition

- Weiter Grätschstand.
- Beine und Füße sind nach außen gedreht. (Dabei die Knie aktiv nach hinten ziehen, damit sie in der Bewegung nicht nach vorn ausbrechen.)
- Das Gewicht liegt in der rechten Hand, der rechte Arm ist nach oben gestreckt.
- Die linke Hand liegt locker auf dem Oberschenkel.
- Der Oberkörper ist gerade, die Schultern sind über dem Becken.

Ausführung

- Den Oberkörper etwas nach links neigen, dabei den rechten Arm weiter strecken, sodass sich ein größerer Abstand zwischen rechter Hüfte und Achsel ergibt und eine deutliche Dehnung in der Seite einstellt.
- Dann in einer fließenden Bewegung den Oberkörper erst wieder aufrichten,
- den rechten Arm regelrecht nach unten fallen lassen, mit dem Oberkörper folgen ...
- ... und den Arm dann weiter vor dem Körper zur Seite schwingen lassen.
- Die Beine dabei beugen.
- Dann die Beine wieder strecken und den Arm zurück nach oben schwingen, den Oberkörper wieder zur Seite neigen.
- Anschließend die Seiten wechseln.

- 10 Wiederholungen pro Seite mit einer kurzen Pause nach den Wiederholungen.

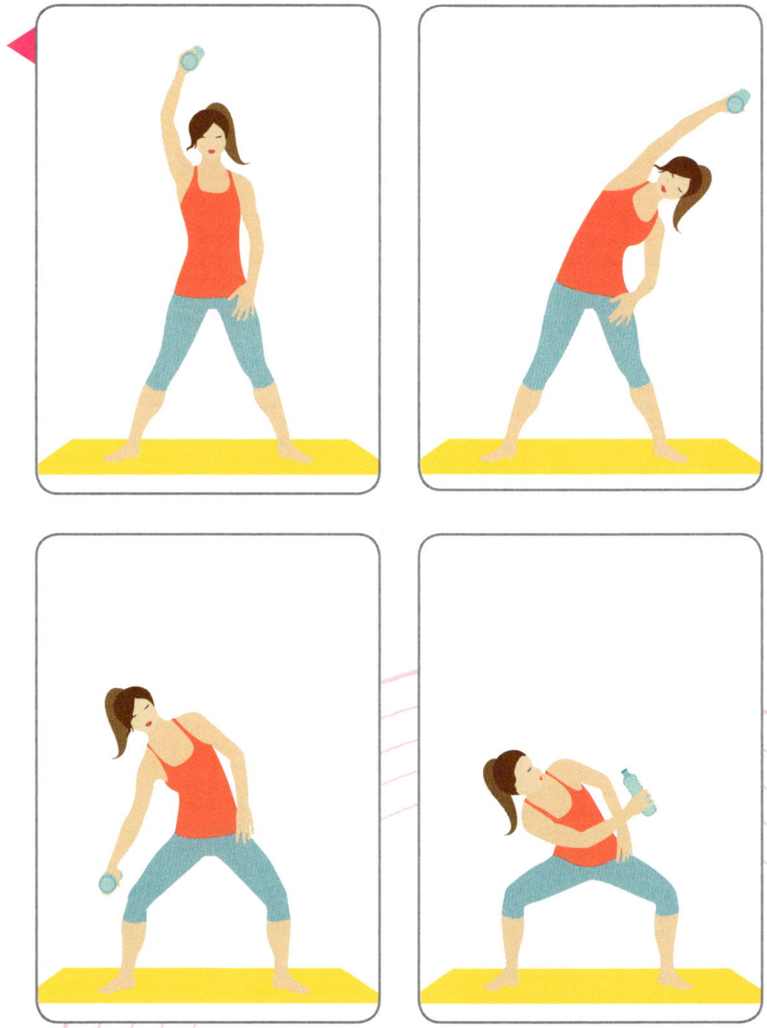

Beinschwingen seitlich

Material: Stuhl

Ausgangsposition
- Stabiler Stand vor einem Stuhl.
- Die Fingerspitzen liegen auf der Lehne, die Arme sind dabei fast gestreckt.

Ausführung
- Das rechte Bein zur Seite heben, ...
- ... dann anwinkeln und gleichzeitig schwungvoll unter den Armen hindurch in Richtung Brust schwingen.
- Dabei den Oberkörper runden.
- Dann das Bein wieder zurück zur Seite schwingen und den Oberkörper strecken.
- Anschließend die Seiten wechseln.

- 30 Sekunden pro Seite trainieren.

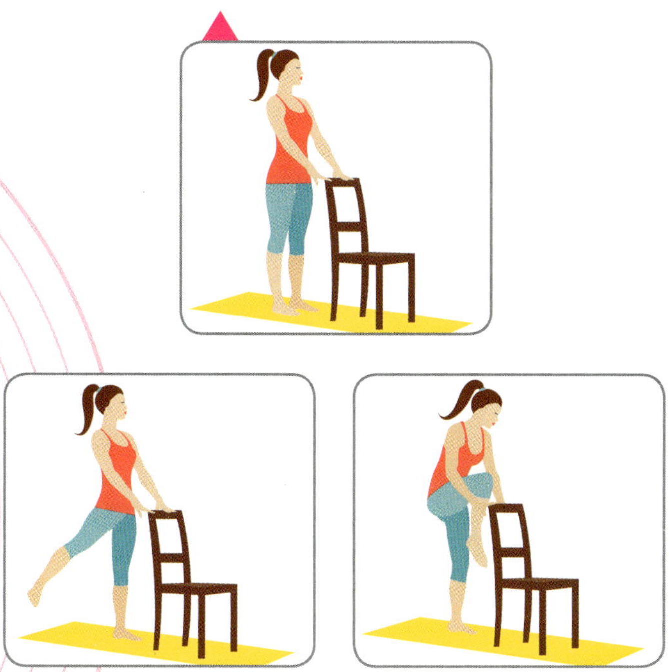

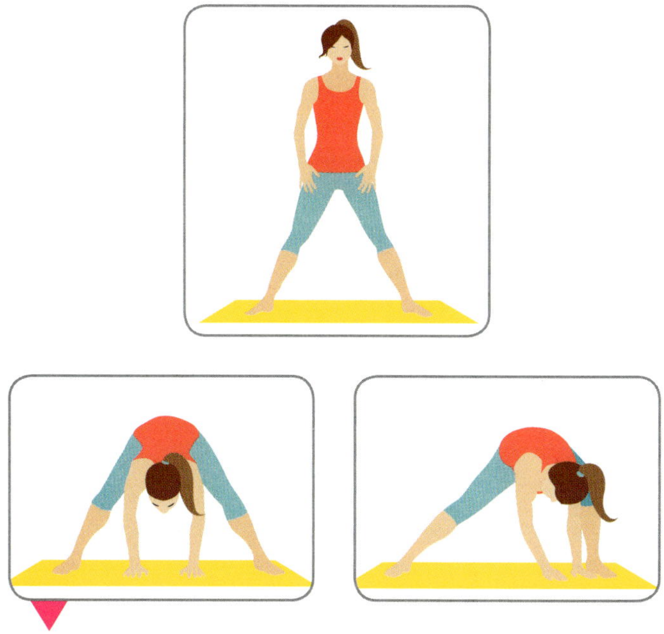

Adduktoren dehnen

Ausgangsposition
- Weiter Grätschstand.
- Den Oberkörper nach unten abrollen, die Beine beugen, sodass die Handflächen problemlos auf dem Boden abgesetzt werden können.
- Den Kopf locker hängen lassen.

Ausführung
- Nun mit den Händen zum rechten Fuß „wandern", dabei das rechte Bein beugen und das linke strecken.
- Den Po weit nach hinten schieben, damit das Knie nicht ungünstig belastet wird.
- Das Gewicht auf die rechte Ferse legen.
- Dann mit den Händen zum linken Fuß wandern und das linke Bein beugen, das rechte strecken. Das Gewicht ebenfalls verlagern.

- 5 Wiederholungen mit einer kurzen Pause nach den Wiederholungen.

Selbstmassage mit Rolle und Ball

WORKOUT 6

Zehenspitzenstand

Ausgangsposition
- Stabiler Stand.
- Die Beine sind ganz leicht geöffnet.
- Die Hände sind in die Hüfte gestützt.

Ausführung
- Die Fersen heben und langsam das Gewicht auf die Zehenspitzen verlagern.
- Dann die Fersen wieder zum Boden führen, das Gewicht nun auf die Fersen verlagern und die Fußspitzen anziehen.
- Den Ablauf wiederholen und mit dem Blick einen Fixpunkt suchen. So kann die Bewegung besser kontrolliert werden.

- 20 Sekunden trainieren.

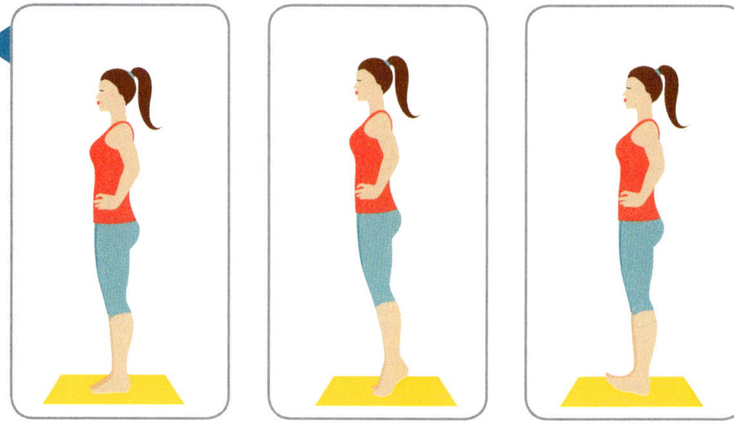

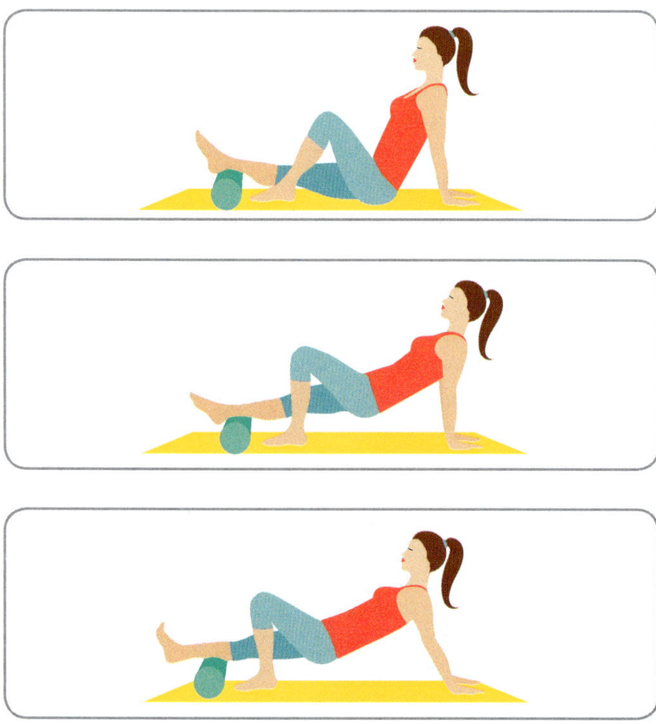

Wade

Material: Rolle

Ausgangsposition
- Sitz auf dem Boden.
- Der Rücken ist aufgerichtet, die Hände sind hinter dem Körper aufgestützt. Die Arme sind gestreckt.
- Das rechte Bein ist nach vorn ausgestreckt, die Wade liegt auf der Rolle.
- Das andere Bein ist aufgestellt.

Ausführung
- Den Po anheben und den Körper nach vorn schieben ...
- ... und so das Bein vom Achillessehnenansatz bis zur Kniebeuge über die Rolle bewegen.
- Mit dem Standbein entsprechend nachrutschen. Die Spannung im Stütz halten.
- Der Hals ist lang, der Kopf weit weg von den Schultern.

- 20 bis 30 Sekunden pro Seite massieren.

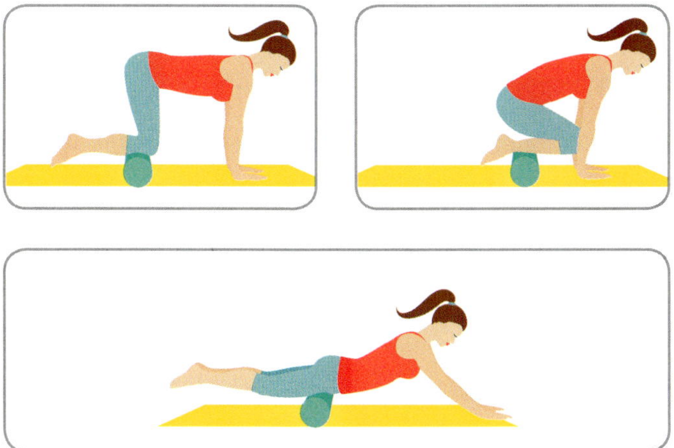

Schienbein

Material: Rolle

Ausgangsposition

- Vierfüßlerstand.
- Die Hände sind unter den Schultern aufgesetzt.
- Die Schienbeine liegen auf der Rolle (knapp unterhalb der Knie).
- Die Arme sind gestreckt.
- Der Hals ist lang, die Schultern sind weit von den Ohren entfernt.
- Der Blick ist nach vorn zum Boden gerichtet.

Ausführung

- Die Knie in Richtung Brust ziehen, sodass sich die Rolle bis zum Fußansatz mitbewegt.
- Dann die Beine wieder strecken und die Rolle bis zum Oberschenkel rollen.
- Bei allen Stützpositionen immer darauf achten, dass der Kopf nicht zwischen den Schultern verschwindet. Die Bauchspannung muss aktiviert sein.

- 8 Wiederholungen mit einer kurzen Pause nach den Wiederholungen.

Beinrückseite dehnen 1

Ausgangsposition

- Kniestand.
- Das rechte Bein ist im rechten Winkel gebeugt und vor dem Körper aufgestellt.
- Das linke Knie ist weit hinter der Hüfte aufgesetzt, sodass schon eine leichte Dehnung in der rechten, vorderen Hüftregion fühlbar ist.

Ausführung

- Beide Hände links und rechts neben dem vorderen Fuß auf dem Boden absetzen.
- Den Kopf locker hängen lassen.
- Das rechte Bein strecken, die Fußspitze anziehen und den Po zurückschieben.
- Im linken Knie entsteht ein rechter Winkel.
- Dann das vordere Bein wieder beugen.
- Den gesamten Ablauf fünfmal langsam durchführen.
- Anschließend die Beine wechseln.

- 5 Wiederholungen pro Seite mit einer kurzen Pause nach den Wiederholungen.

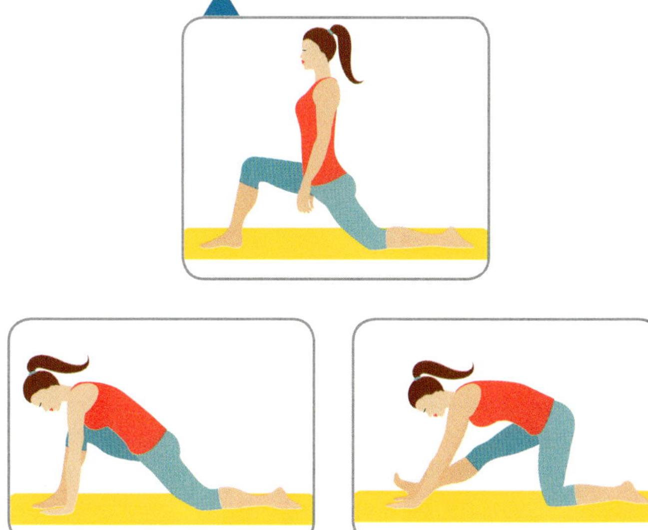

Übung für die Faszien

WORKOUT 3

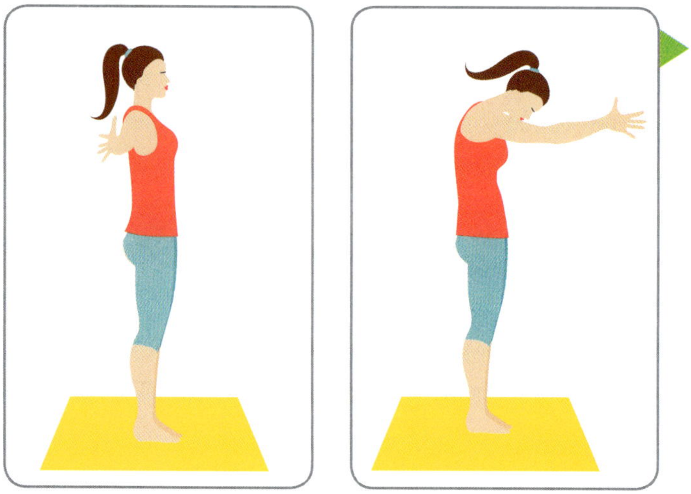

Brustöffner

Ausgangsposition
- Stabiler Stand, die Arme sind zur Seite ausgestreckt.
- Die Finger sind gestreckt und gespreizt.

Ausführung
- Tief einatmen, die Finger noch weiter weg vom Rumpf strecken und den Brustkorb heben.
- Beim Ausatmen die Arme gestreckt vor dem Körper auf Brusthöhe zusammenführen und den Blick zum Bauchnabel wenden.
- Den Bauchnabel tief nach innen zur Wirbelsäule ziehen und den Rücken runden.
- Dabei ziehen die Fingerspitzen nach vorn und die Brust nach hinten.

- 10 bis 15 Wiederholungen mit einer kurzen Pause nach den Wiederholungen.

Einbeinstand

Material: Stuhl

Ausgangsposition
- Aufrechter Stand vor einem Stuhl.
- Die Arme sind nach vorn ausgestreckt, die Hände liegen auf der Stuhllehne.
- Mit den Füßen etwas zurückgehen, den Oberkörper nach vorn neigen, sodass der Kopf zwischen den Armen liegt und der Rücken ganz lang ist.
- Den Kopf aber nicht hängen lassen, sondern das Kinn faustbreit zur Brust halten.

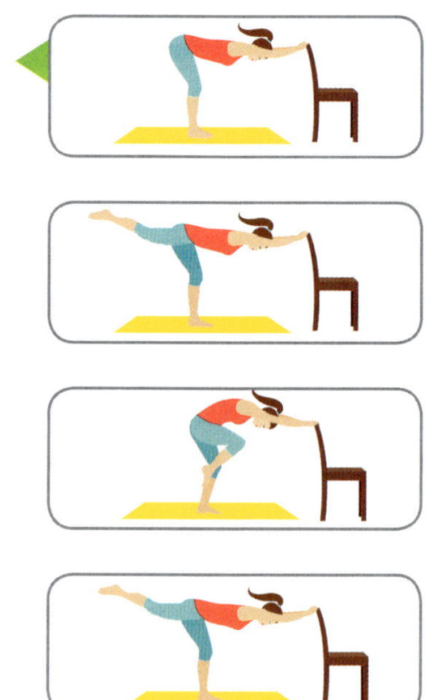

Ausführung
- Das rechte Bein anheben und gestreckt nach hinten oben führen, bis eine Dehnung im Hüftbeuger spürbar ist. Das Standbein ist fast gestreckt.
- Das Bein anwinkeln und das Knie zur Brust führen und dabei den Oberkörper runden.
- Gleichzeitig das Standbein beugen und den Kopf in Richtung Knie ziehen.
- Dann das Bein zurückführen, wieder in die Standwaage.
- Nicht absetzen, sondern in einer fließenden Bewegung.
- Immer im Wechsel.
- Den Richtungswechsel kontrolliert, aber mit etwas Schwung ausführen.
- Anschließend die Beine wechseln.

- 10 Wiederholungen pro Seite mit einer kurzen Pause nach den Wiederholungen.

Frontallinie

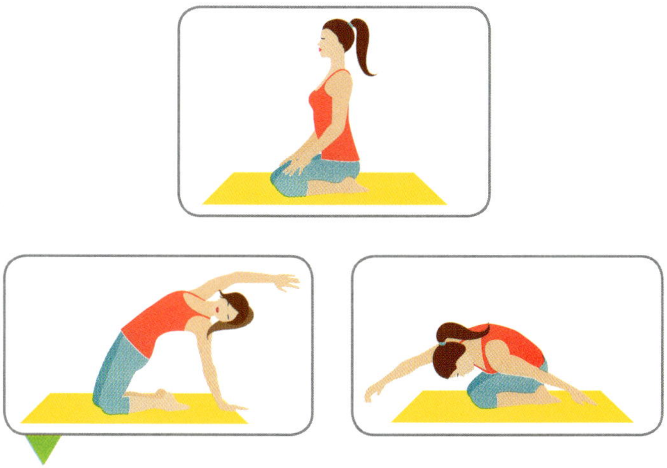

Fersensitz

Ausgangsposition

- Fersensitz.
- Die Beine sind etwas geöffnet, die Füße liegen mit den Fußrücken auf dem Boden. Der Po liegt auf den Fersen.
- Wenn die Position mit dem Fußrücken auf dem Boden zu unangenehm ist, stellen Sie die Fußspitzen auf.

Ausführung

- Die linke Hand hinter den Füßen aufsetzen, dabei den Oberkörper etwas zurücklehnen und den rechten Arm über den Kopf nach hinten oben strecken.
- Dabei den Po von den Füßen heben und das Becken sanft nach vorn schieben, sodass eine Dehnung in der Hüft- und Bauchmuskulatur spürbar ist.
- Den Bauchnabel nach tief innen ziehen.
- Den Po wieder absetzen, gleichzeitig den rechten Arm in einem Halbkreis nach vorn über den Boden führen und die rechte Hand hinter dem Körper aufsetzen.
- Den linken Arm nach oben strecken und das Becken wieder nach vorn schieben.
- Die Bewegung langsam und fließend ausführen.

- 10 Wiederholungen mit einer kurzen Pause nach den Wiederholungen.

Beinrückseite dehnen 1

Ausgangsposition

- Kniestand.
- Das rechte Bein ist im rechten Winkel gebeugt und vor dem Körper aufgestellt.
- Das linke Knie ist weit hinter der Hüfte aufgesetzt, sodass schon eine leichte Dehnung in der rechten, vorderen Hüftregion fühlbar ist.

Ausführung

- Beide Hände links und rechts neben dem vorderen Fuß auf dem Boden absetzen.
- Den Kopf locker hängen lassen.
- Das rechte Bein strecken, die Fußspitze anziehen und den Po zurückschieben.
- Im linken Knie entsteht ein rechter Winkel.
- Dann das vordere Bein wieder beugen.
- Den gesamten Ablauf fünfmal langsam durchführen.
- Anschließend die Beine wechseln.

- 5 Wiederholungen pro Seite mit einer kurzen Pause nach den Wiederholungen.

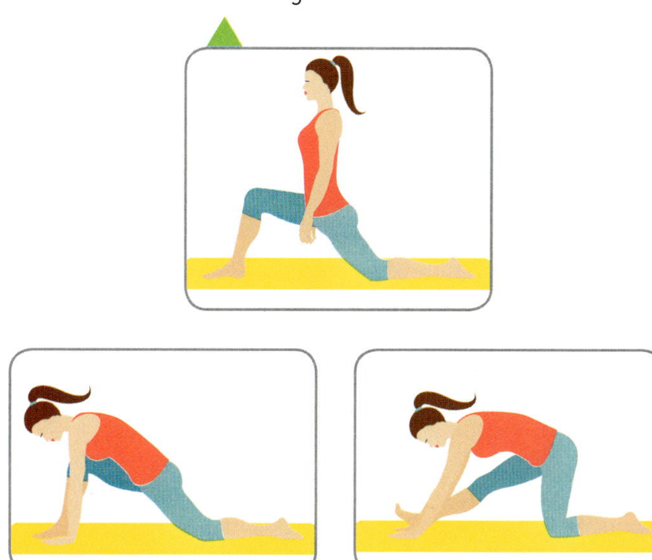

Selbstmassage mit Rolle und Ball

WORKOUT 7

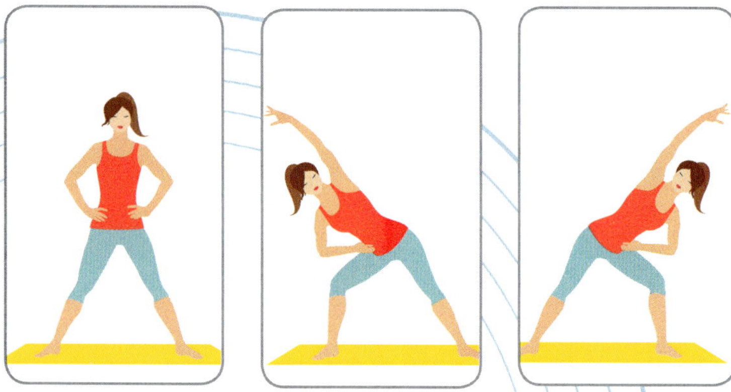

Seitenwechsel

Ausgangsposition

- Weiter Grätschstand.
- Die Fußspitzen sind nach außen gedreht.
- Die Hände sind in die Hüfte gestützt.

Ausführung

- Das rechte Bein leicht beugen, den Oberkörper dabei zum Bein neigen.
- Die Brust zeigt weiter nach vorn.
- Es sollte eine angenehme Dehnung in der Taille spürbar werden.
- Den Oberkörper wieder langsam zu Mitte zurückbewegen ...
- ... und die gleiche Bewegung in die andere Richtung durchführen.
- Darauf achten, dass das Bein nur leicht gebeugt und nicht zu weit über den Fuß geschoben wird.

- 10 Wiederholungen im Wechsel mit einer kurzen Pause nach den Wiederholungen.

Seitlicher Rücken

Material: Rolle, Wand

Ausgangsposition

- Aufrechter Stand seitlich zur Wand.
- Die rechte Körperseite zeigt zur Wand.
- Der rechte Arm ist nach oben gestreckt.
- Die Rolle ist in Brusthöhe zwischen Körper und Wand „festgeklemmt".

Ausführung

- Die Beine beugen und strecken und so mit der Körperseite längs über die Rolle bewegen.
- Anschließend die Seiten wechseln.

- 20 bis 30 Sekunden pro Seite massieren.

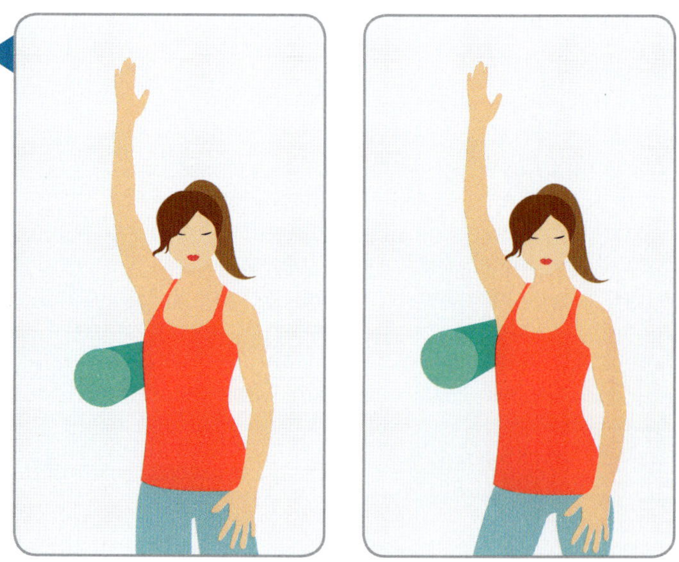

Oberarm

Material: Rolle, Wand

Ausgangsposition
- Ausfallschritt seitlich zur Wand.
- Die Rolle ist zwischen dem äußeren Oberarm und der Wand „festgeklemmt".

Ausführung
- Durch Beugen der Beine den Oberarm über die Rolle bewegen, dabei den Arm abwechselnd in verschiedene Richtungen drehen.
- Durch etwas mehr Druck kann die Rollbewegung intensiviert und gesteuert werden.
- Anschließend die Seiten wechseln.

- 20 bis 30 Sekunden pro Seite massieren.

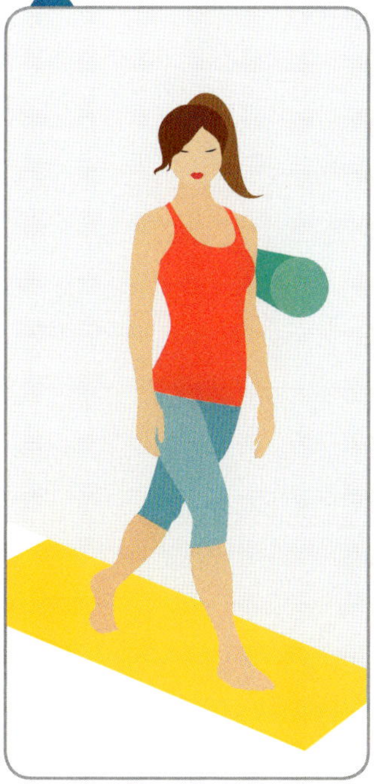

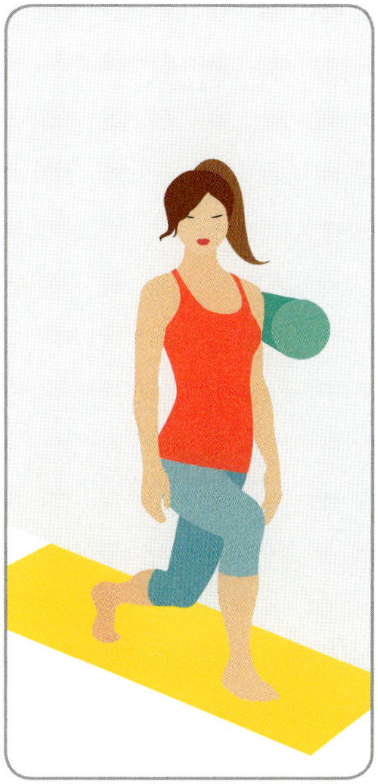

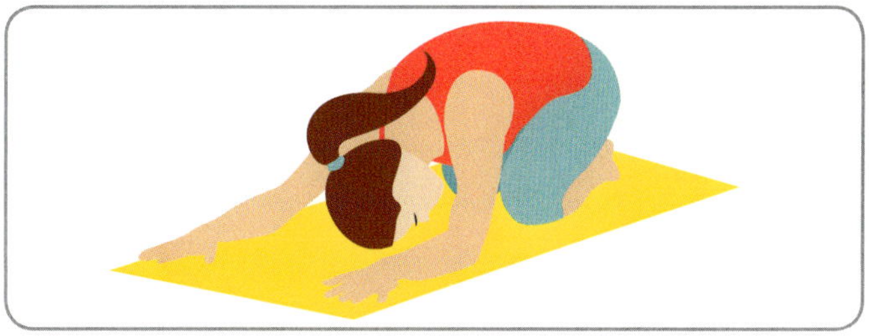

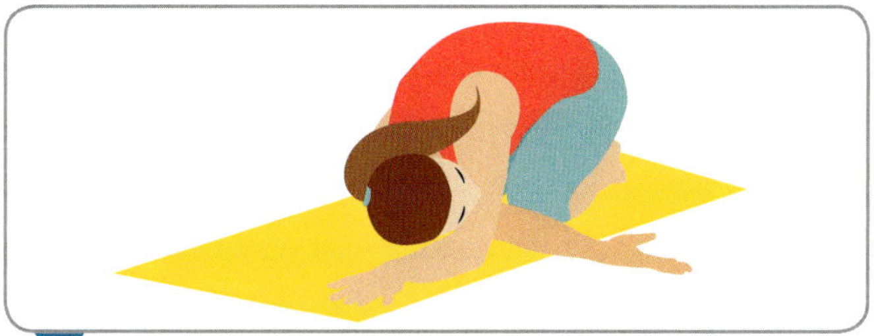

Brust/Schulter dehnen

Ausgangsposition
- Aus dem Vierfüßlerstand den Po nach hinten schieben und über den Füßen ablegen.
- Die Arme vor dem Körper ausstrecken und ablegen.
- Die Stirn berührt den Boden.

Ausführung
- Den rechten Arm unter der linken Achsel durchführen und mit dem Handrücken auf dem Boden ablegen.
- Die rechte Schulter und der Kopf folgen der Bewegung.
- Den Arm dann langsam zurückholen und in einer fließenden Bewegung, ohne den Arm abzulegen, zur anderen Seite austrecken.
- Die Hand flach auf den Boden legen.
- Die rechte Schulter in Richtung Boden drehen, bis ein Dehneffekt in der rechten Brust spürbar ist.
- Der Kopf ist zur Brust geneigt. Der Po hebt sich dabei.

- 5 Wiederholungen pro Seite mit einer kurzen Pause nach den Wiederholungen.

Schwünge, Sprünge, Federungen

WORKOUT 4

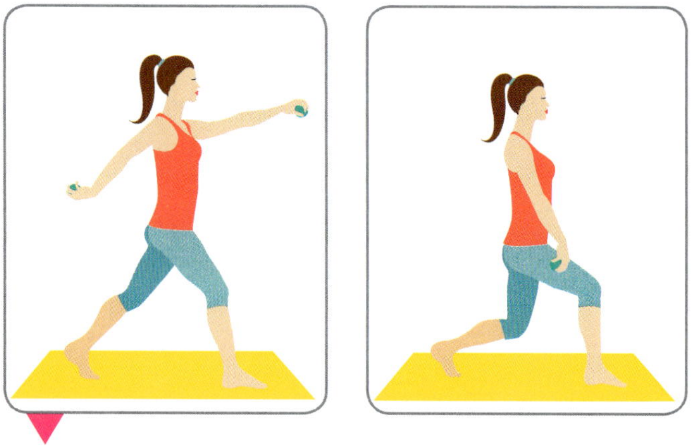

Armschwung

Material: 2 Trigger- oder Tennisbälle

Ausgangsposition
- Ausfallschritt.
- Beide Beine sind ganz leicht gebeugt.
- Die hintere Ferse ist vom Boden gelöst.
- Beide Füße zeigen nach vorn.
- In jeder Hand liegt ein Ball.
- Der linke Arm ist nach vorn ausgestreckt, der rechte Arm nach hinten.

Ausführung
- Gleichzeitig den hinteren Arm nach vorn und den vorderen Arm nach hinten schwingen.
- Während des Schwingens die Beine beugen ...
- ... und wieder strecken, sobald die Arme die neue Position erreicht haben.
- Dann die Arme wieder zurückschwingen, dabei die Beine wieder beugen.
- Im Wechsel bleiben.
- Nach 30 Sekunden die Beine wechseln.

- 30 Sekunden pro Seite trainieren.

Ausfallschritt mit Sprung

Ausgangsposition
- Weiter Ausfallschritt.
- Das vordere Bein ist leicht gebeugt.
- Das hintere Bein ist gestreckt, die Ferse am Boden.
- Der Oberkörper ist gerade und aufrecht, die Schultern sind über dem Becken.
- Die Arme hängen locker an den Seiten.

Ausführung
- Die Arme gestreckt nach oben führen.
- Gleichzeitig das hintere Bein anwinkeln und das Knie schwungvoll nach vorn oben ziehen, dabei das vordere Bein strecken und auf die Zehenspitzen heben – oder nach oben springen.
- Die Arme dabei anwinkeln und die Ellbogen nach hinten am Körper vorbeiführen.
- Bei der Landung die Ferse wieder vorsichtig auf dem Boden absetzen.
- Anschließend die Beine wechseln.

- 10 Wiederholungen pro Seite mit einer kurzen Pause nach den Wiederholungen.

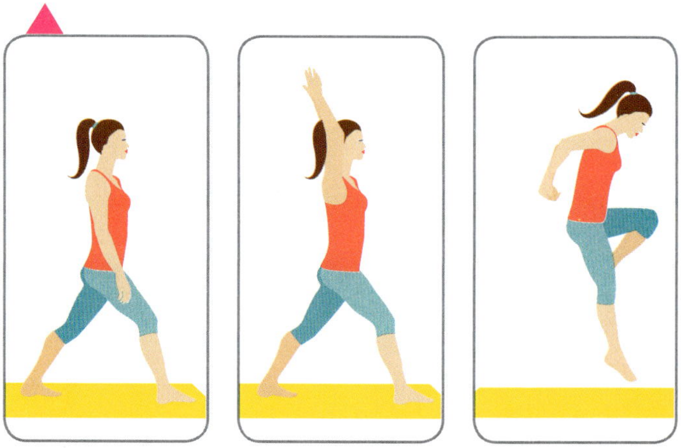

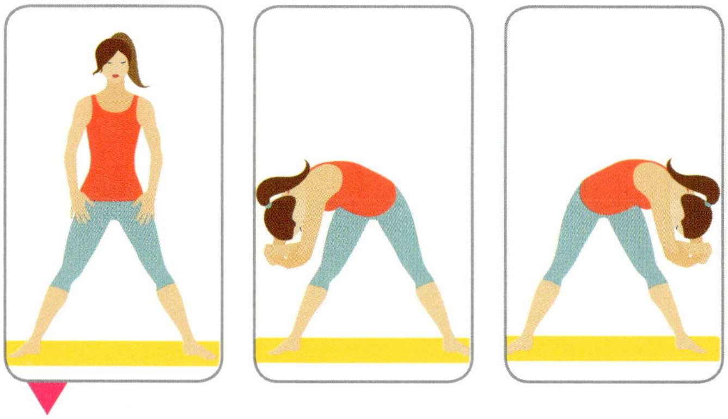

Rumpfbeuge mit Pendeln

Ausgangsposition
- Aufrechter Stand.
- Die Beine sind weit geöffnet.
- Die Arme hängen locker neben dem Körper.

Ausführung
- Langsam den Oberkörper nach vorn abrollen, dabei die Beine beugen – aber es sollte noch eine Dehnung in der Beinrückseite spürbar sein.
- Die Unterarme locker übereinanderlegen, mit den Händen die Ellbogen umfassen.
- Den Oberkörper, die Arme und den Kopf völlig locker hängen lassen ...
- ... und dann ohne Krafteinsatz von rechts nach links ...
- ... und wieder zurück pendeln.

- 30 Sekunden pendeln.

Beinrückseite dehnen 2

Material: Handtuch oder flaches Kissen
Ausgangsposition
- Rückenlage.
- Die Beine liegen gestreckt auf dem Boden.
- Die Arme liegen locker neben dem Körper.
- Der Kopf ist abgelegt, idealerweise auf einem flachen Kissen oder einem zusammengelegten Handtuch, damit die Halswirbelsäule etwas entlastet wird.

Ausführung
- Nun das rechte Bein anwinkeln und das Knie zur Brust führen.
- Mit beiden Händen in die Kniekehle greifen und das Knie noch weiter an den Körper heranziehen, bis eine leichte Dehnung im Po und im unteren Rücken spürbar ist.
- Das Bein dann vorsichtig strecken und in die Dehnung bringen.
- Nachgeben, sobald das Bein zu zittern beginnt.
- Anschließend die Beine wechseln.

- 5 Wiederholungen pro Seite mit einer kurzen Pause nach den Wiederholungen.

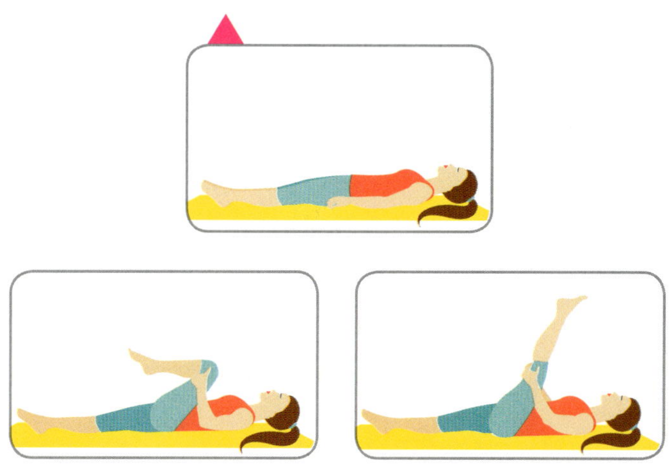

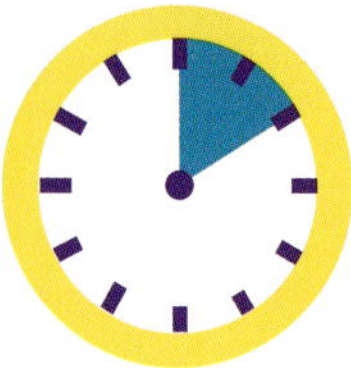

Selbstmassage mit Rolle und Ball

WORKOUT 8

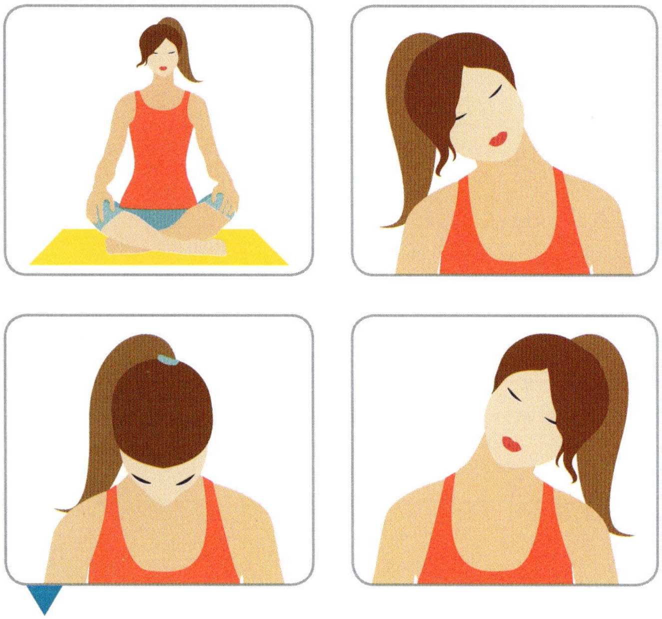

Kopfkreisen

Ausgangsposition
- Schneidersitz.
- Die Hände liegen locker auf den Knien.
- Der Blick ist nach vorn gerichtet.
- Der Rücken ist aufgerichtet.

Ausführung
- Den Kopf nun langsam zur Seite neigen, das Ohr in Richtung Schulter führen.
- Dann das Kinn in einem Halbkreis über die Brust führen, bis das Ohr zur anderen Schulter zeigt.
- Vorsichtig weiterkreisen, ohne den Kopf in den Nacken zu legen.
- Stellen Sie sich vor, Sie würden mit der Nasenspitze kleine Kreise an einen Spiegel malen.
- Die Schultern und die Arme ganz locker hängen lassen.

- 10 Wiederholungen pro Seite mit einer kurzen Pause nach den Wiederholungen.

Schulter

Material: Triggerball, Wand

Ausgangsposition
- Aufrechter Stand mit dem Rücken zur Wand.
- Der Ball ist etwas über den Schulterblättern neben der Wirbelsäule zwischen Wand und Rücken „festgeklemmt". Er liegt dann etwas unterhalb des großen Muskelstrangs, der vom Hals zur Schulter zieht und häufig verhärtet ist.

Ausführung
- Nun den Ball zwischen Schulter und Wirbelsäule an diesem Muskelstrang entlangrollen.
- Die Position immer etwas verändern und dabei den Signalen des Körpers folgen.

- 30 bis 60 Sekunden pro Seite massieren.

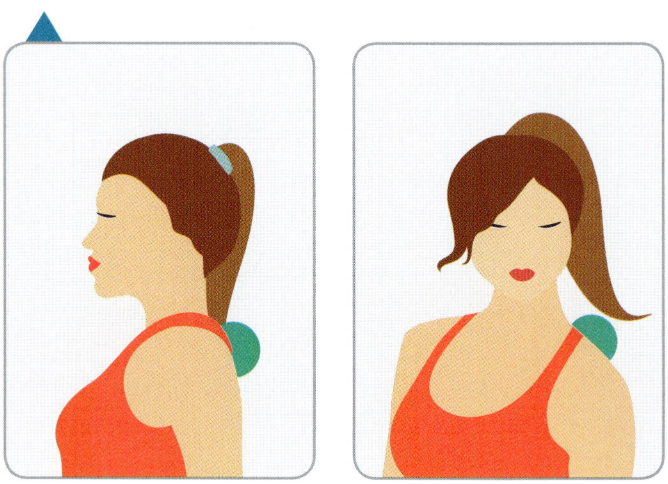

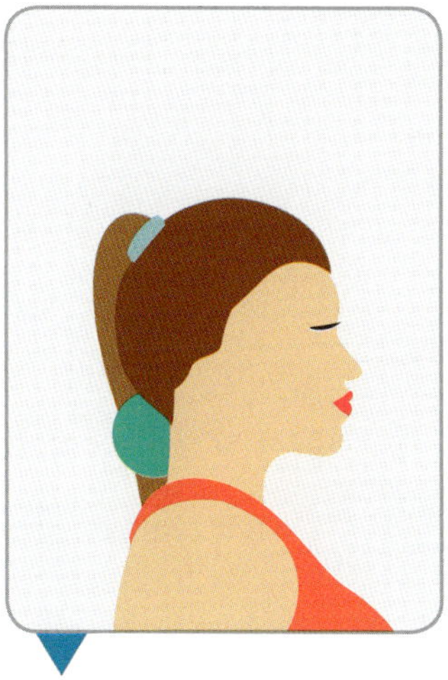

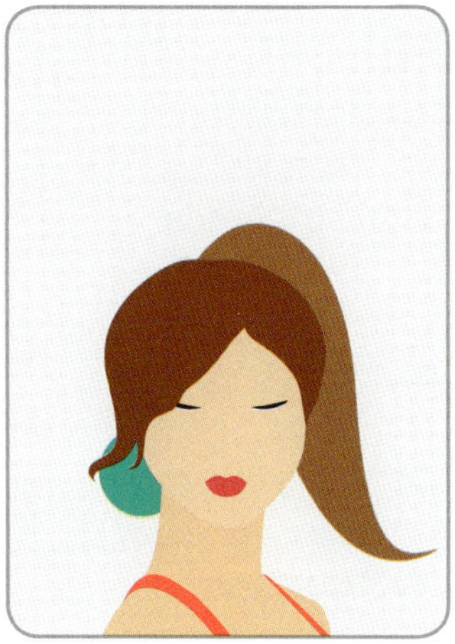

Nacken

Material: Triggerball, Wand

Ausgangsposition
- Aufrechter Stand mit dem Rücken zur Wand.
- Der Ball ist auf der rechten Nackenseite in Höhe des Haaransatzes zwischen Körper und Wand „festgeklemmt".
- Das Kinn etwas Richtung Brust neigen, damit der Ball besser hält.

Ausführung
- Den Oberkörper leicht nach rechts drehen und langsam von oben nach unten über den Ball bewegen, sodass die rechte Nackenmuskulatur massiert wird.
- Dann die Bewegung verändern und den Kopf langsam von rechts nach links drehen.
- Dann die Seiten wechseln.

- 30 bis 60 Sekunden pro Seite massieren.

Schulter-Stretch

Ausgangsposition
- Stabiler Stand.
- Der rechte Arm ist vor dem Körper angewinkelt, etwas über Brusthöhe.
- Die linke Hand liegt am rechten Ellbogen.

Ausführung
- Den rechten Ellbogen leicht in Richtung Körper drücken und dabei vorsichtig den Kopf zur rechten Schulter drehen.
- Anschließend die Arme wechseln.

- 10 Sekunden pro Seite dehnen.

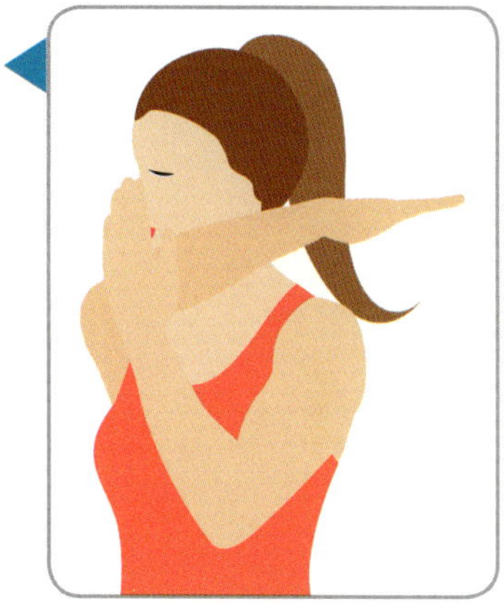

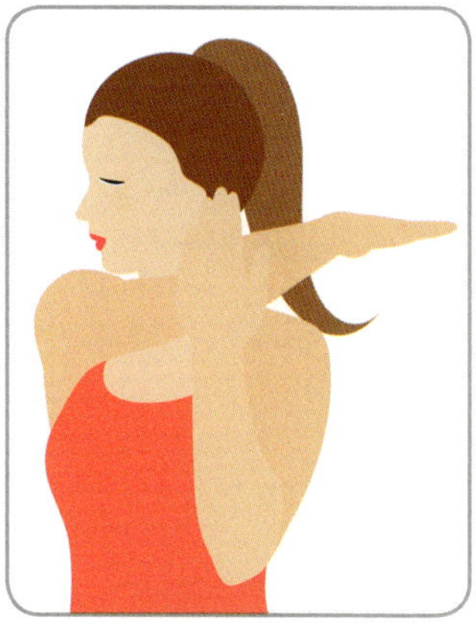

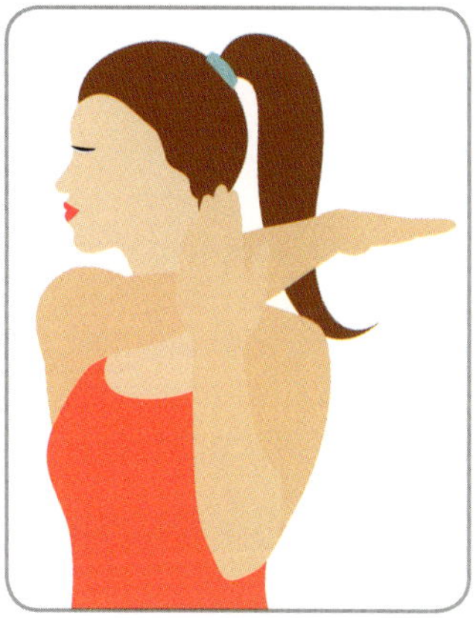

Übung für die Faszien

WORKOUT 4

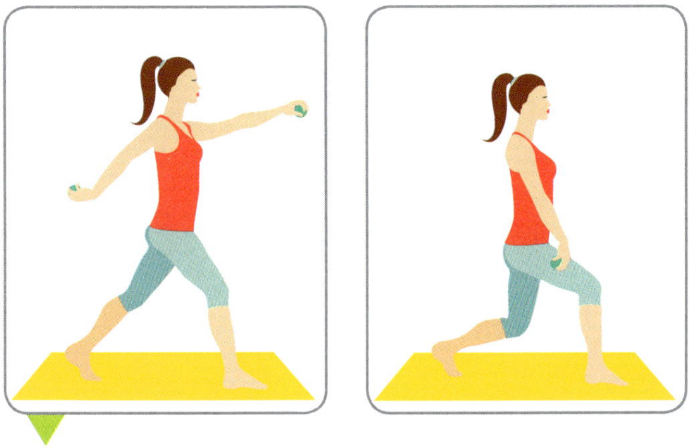

Armschwung

Material: 2 Trigger- oder Tennisbälle

Ausgangsposition

- Ausfallschritt.
- Beide Beine sind ganz leicht gebeugt.
- Die hintere Ferse ist vom Boden gelöst.
- Beide Füße zeigen nach vorn.
- In jeder Hand liegt ein Ball.
- Der linke Arm ist nach vorn ausgestreckt, der rechte Arm nach hinten.

Ausführung

- Gleichzeitig den hinteren Arm nach vorn und den vorderen Arm nach hinten schwingen.
- Während des Schwingens die Beine beugen ...
- ... und wieder strecken, sobald die Arme die neue Position erreicht haben.
- Dann die Arme wieder zurückschwingen, dabei die Beine wieder beugen.
- Im Wechsel bleiben.
- Nach 30 Sekunden die Beine wechseln.

- 30 Sekunden pro Seite trainieren.

Vierfüßlerstand

Material: Rolle

Ausgangsposition

- Vierfüßlerstand.
- Die Rolle liegt unter den Schultern auf dem Boden, die Hände sind auf die Rolle gestützt.
- Die Knie sind unter der Hüfte aufgestellt.
- Das rechte Bein ist nach hinten ausgestreckt, die Fußspitze ist aufgestellt.
- Die Arme sind gestreckt, die Schultern sind weit nach unten gezogen, von den Ohren entfernt.

Ausführung

- Mit dem linken Arm unter dem rechten durchtauchen und dabei die linke Schulter in Richtung Boden führen.
- Dann den Arm langsam wieder zurückführen ...
- ... und weiter nach links oben strecken.
- Der Kopf folgt immer der Bewegung.
- Anschließend die Seiten wechseln.

- 8 Wiederholungen pro Seite mit einer kurzen Pause nach den Wiederholungen.

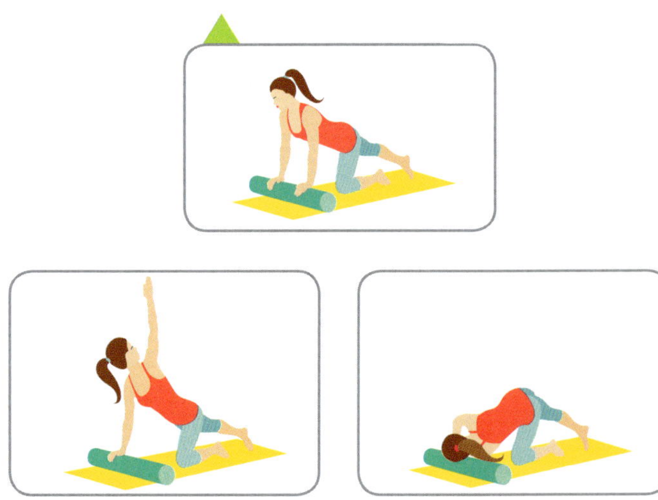

Spirallinie

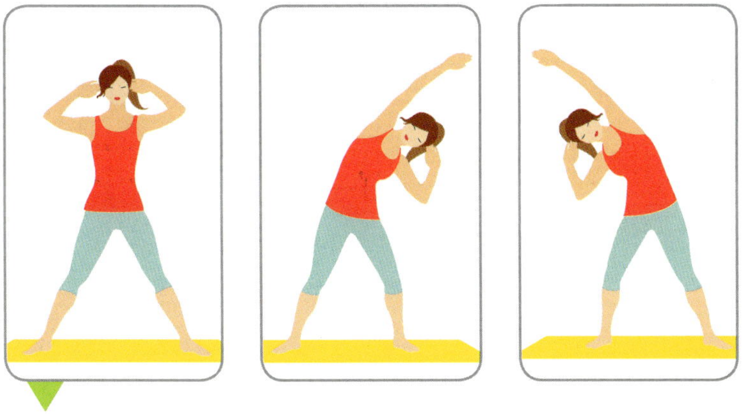

Räkeln und Strecken

Ausgangsposition
- Weiter Grätschstand.
- Beine und Füße sind leicht nach außen gedreht.
- Die Hände liegen an den Schläfen,
- die Ellbogen zeigen nach außen.

Ausführung
- Das linke Bein leicht beugen,
- den Oberkörper nach links drehen und etwas absenken.
- Dabei den rechten Arm über den Kopf strecken.
- Dann langsam wieder in die Ausgangsposition zurückkehren ...
- ... und die Bewegung zur anderen Seite wiederholen.
- Die Bewegung langsam, kontrolliert und fließend durchführen.

- 10 Wiederholungen pro Seite im Wechsel mit einer kurzen Pause nach den Wiederholungen.

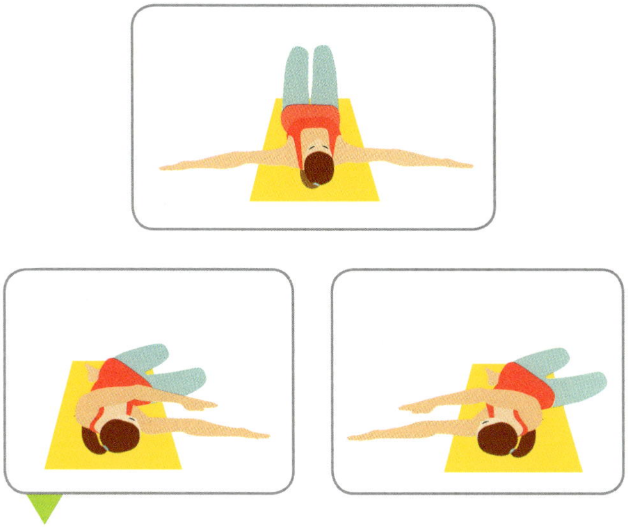

Brustwirbelsäule mobilisieren

Ausgangsposition
- Rückenlage.
- Die Arme sind gestreckt zur Seite abgelegt, die Handflächen zeigen nach oben.
- Die Beine sind aufgestellt.

Ausführung
- Beide Beine vorsichtig nach rechts drehen.
- Die Knie und Füße können sich lösen und möglichst locker liegen bleiben.
- Nun den Kopf langsam nach rechts drehen, den linken Arm mitnehmen und ihn so weit wie möglich zum rechten Arm führen.
- Dann den Arm wieder zurückführen.
- Nun die Arme wechseln, also den rechten Arm zum linken führen, dabei den Kopf mitdrehen.
- Anschließend die Beine zur anderen Seite drehen und die Übung noch einmal ausführen.

- 20 bis 30 Sekunden pro Seite dehnen.

Selbstmassage mit Rolle und Ball

WORKOUT 9

Nacken/Wirbelsäule mobilisieren

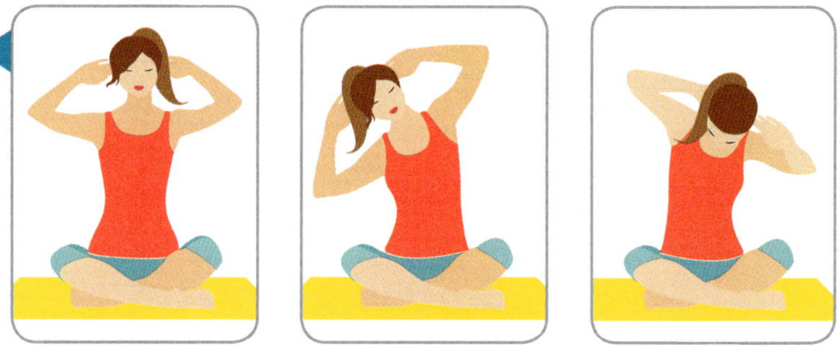

Ausgangsposition
- Schneidersitz.
- Die Wirbelsäule ist aufgerichtet.
- Die Fingerspitzen liegen an den Schläfen, die Ellbogen sind nach außen gezogen.

Ausführung
- Den Oberkörper zur rechten Seite neigen, den Ellbogen nach rechts unten führen.
- Langsam mit dem Kinn eine Kreisbewegung über die Brust zur anderen Seite ausführen.
- Dabei in der ganzen Brustwirbelsäule runden, also einen Buckel machen.
- Mit dem Kopf weiter kreisen, ohne ihn in den Nacken zu legen.
- Anschließend die Richtung wechseln.

- 8 Wiederholungen pro Seite mit einer kurzen Pause nach den Wiederholungen.

Unterer Rücken 3

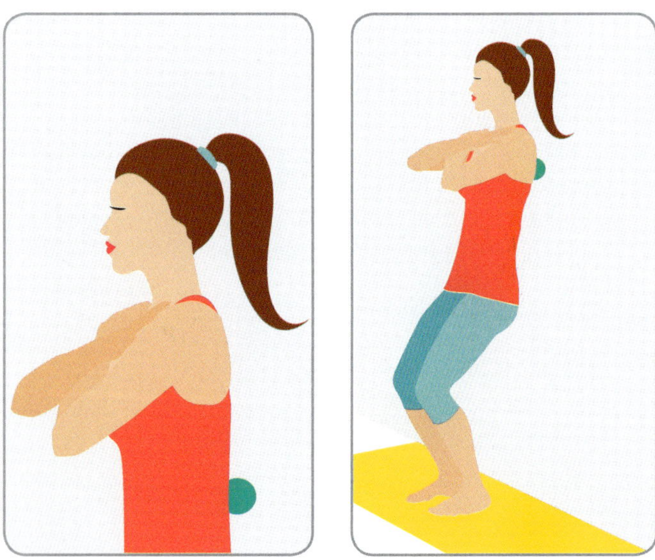

Material: Triggerball, Wand

Ausgangsposition
- Aufrechter Stand mit dem Rücken zur Wand.
- Der Ball ist rechts neben der Wirbelsäule zwischen Wand und Rücken „festgeklemmt".
- Die Füße sind etwas von der Wand entfernt, sodass der Rücken stärker gegen den Ball drückt.
- Die Beine sind leicht gebeugt.

Ausführung
- Die Beine abwechselnd beugen und strecken und so den Rücken nach oben und unten über den Ball bewegen, sodass der Muskelstrang entlang der Wirbelsäule massiert wird.
- Dann den Ball auf die andere Seite der Wirbelsäule klemmen und den Bewegungsablauf wiederholen.

- 30 bis 60 Sekunden pro Seite massieren.

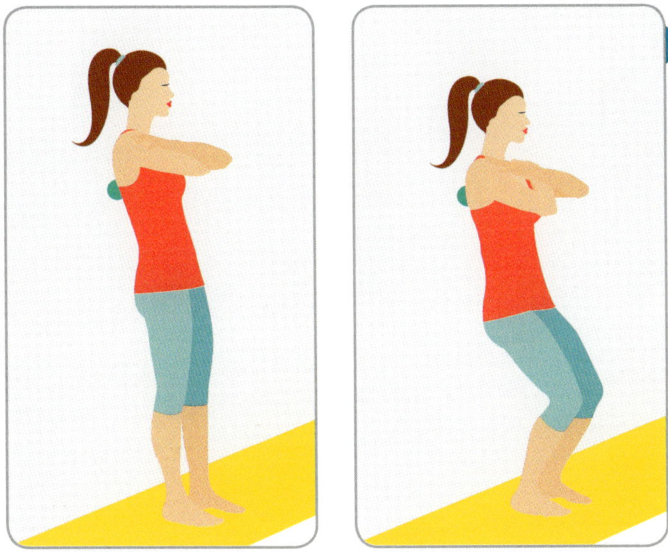

Oberer Rücken

Material: Triggerball, Wand

Ausgangsposition
- Aufrechter Stand mit dem Rücken zur Wand.
- Der Ball ist auf Höhe der Schulterblätter neben der Wirbelsäule zwischen Wand und Rücken „festgeklemmt".
- Der Oberkörper ist gegen die Wand bzw. den Ball gelehnt.

Ausführung
- Die Beine im Wechsel beugen und strecken und so mit dem Rücken von oben nach unten über den Ball rollen.
- Dann die Richtung wechseln und den Ball von der Wirbelsäule weg zu den Schulterblättern bewegen.
- Zum Abschluss kreisende Bewegungen ausführen.

- 30 bis 60 Sekunden massieren.

Beckenkreisen

Ausgangsposition
- Vierfüßlerstand.
- Die Hände sind in Höhe der Schultern aufgestützt.
- Das Kinn ist leicht zur Brust geneigt,
- der Kopf bildet die Verlängerung der Wirbelsäule.

Ausführung
- Langsam mit dem Becken kreisen,
- dabei den Rücken abwechselnd zu einem Katzenbuckel runden ...
- ... und wieder strecken.
- Den Kopf in der Bewegung vorsichtig mitführen, ohne zu viel nachzudenken.
- Die Richtung zwischendurch wechseln oder abwechselnd kleine und große Kreise mit dem Becken durchführen.

- 30 Sekunden trainieren.

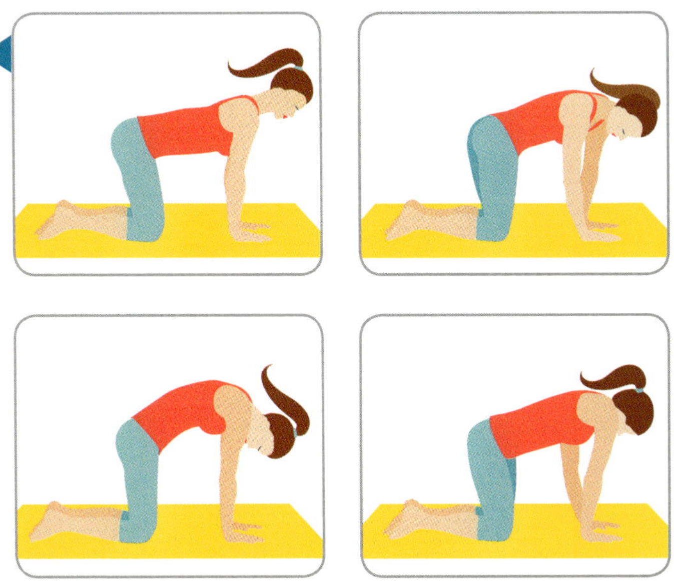

Schwünge, Sprünge, Federungen

WORKOUT 5

Zehenspitzenstand

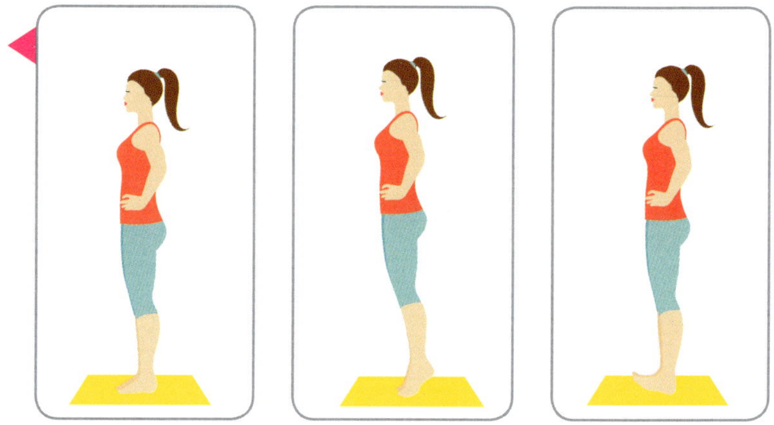

Ausgangsposition
- Stabiler Stand.
- Die Beine sind ganz leicht geöffnet.
- Die Hände sind in die Hüfte gestützt.

Ausführung
- Die Fersen heben und langsam das Gewicht auf die Zehenspitzen verlagern.
- Dann die Fersen wieder zum Boden führen, das Gewicht nun auf die Fersen verlagern und die Fußspitzen anziehen.
- Den Ablauf wiederholen und mit dem Blick einen Fixpunkt suchen. So kann die Bewegung besser kontrolliert werden.

- 20 Sekunden trainieren.

Twist-Jump

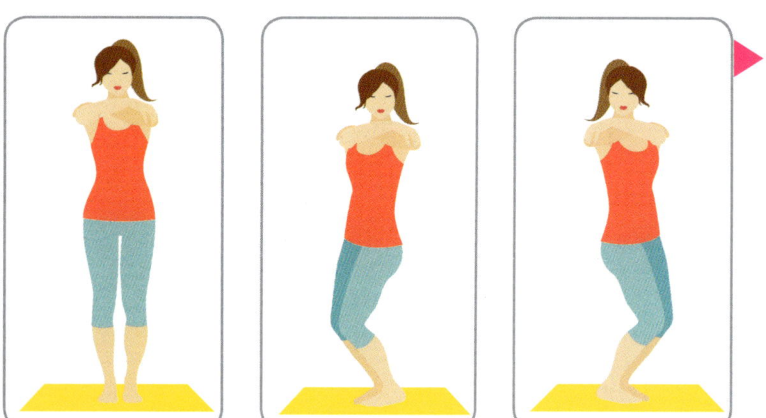

Ausgangsposition
- Aufrechter Stand.
- Die Füße sind fast geschlossen.
- Die Arme sind angewinkelt und in Brusthöhe angehoben.
- Die Unterarme liegen locker übereinander,
- die Hände liegen an den Ellbogen.

Ausführung
- Nun – zunächst leicht federnd – die Füße abwechselnd nach rechts und links bewegen, dabei gleichzeitig den Oberkörper in die jeweils entgegengesetzte Richtung drehen, sodass eine Art „Verwringung" im Oberkörper entsteht.
- Wenn also Becken und Füße nach links drehen,
- bewegen sich die Schultern und die Ellbogen leicht nach rechts – und umgekehrt.
- Die Bewegung erst so weich wie möglich ausführen,
- dann kraftvollere Sprünge machen.

- 30 Sekunden trainieren.

Side to side

Ausgangsposition
- Weiter Grätschstand.
- Füße und Beine sind leicht nach außen gedreht.
- Beide Arme sind nach rechts ausgestreckt.
- Der Oberkörper ist gerade und aufrecht, die Schultern sind über dem Becken.

Ausführung
- In die Kniebeuge gehen ...
- ... und gleichzeitig die Arme in einer großen Kreisbewegung nach unten und weiter nach links bis nach oben über den Kopf schwingen.
- Dabei die Beine und den ganzen Körper strecken und die rechte Fußspitze aufstellen.
- Die Bewegung nicht abgehackt, sondern in einem Schwung ausführen.
- Anschließend die Beine wieder beugen ...
- ... und gleichzeitig die Arme in die andere Richtung zurückschwingen, bis die Beine wieder gestreckt sind.
- Während der gesamten Übung die Bauchspannung aktivieren.

- 30 Sekunden trainieren.

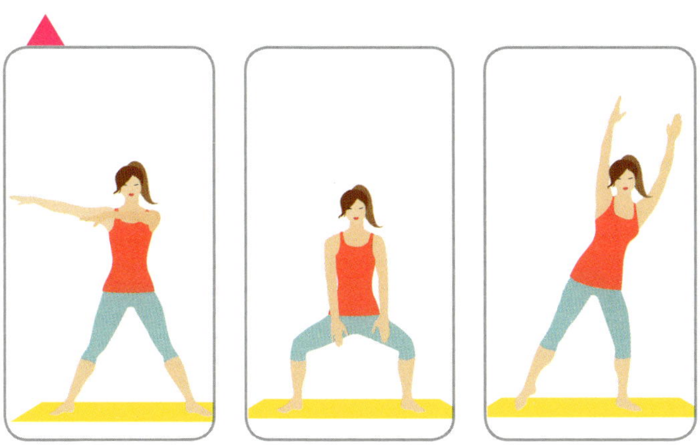

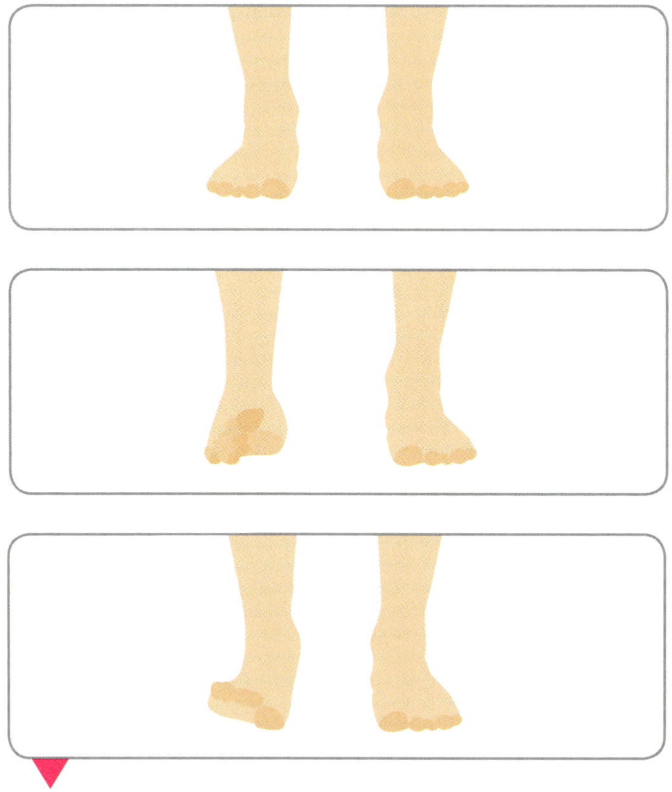

Fußmuskulatur dehnen

Ausgangsposition
- Stabiler Stand.
- Die Hände sind in die Hüften gestützt.

Ausführung
- Zunächst die rechte Fußinnenseite nach oben ziehen,
- dann die Außenseite.
- Beide Kanten im Wechsel belasten.
- Anschließend die Füße wechseln.

- 10 Wiederholungen pro Seite mit einer kurzen Pause nach den Wiederholungen.

Selbstmassage mit Rolle und Ball

WORKOUT 10

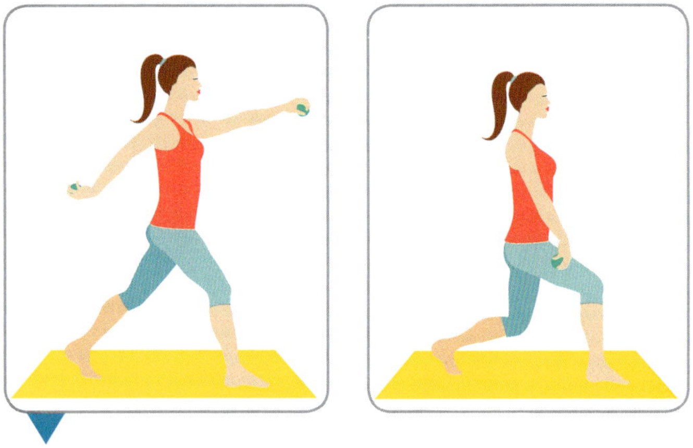

Armschwung

Material: 2 Trigger- oder Tennisbälle

Ausgangsposition
- Ausfallschritt.
- Beide Beine sind ganz leicht gebeugt.
- Die hintere Ferse ist vom Boden gelöst.
- Beide Füße zeigen nach vorn.
- In jeder Hand liegt ein Ball.
- Der linke Arm ist nach vorn ausgestreckt, der rechte Arm nach hinten.

Ausführung
- Gleichzeitig den hinteren Arm nach vorn und den vorderen Arm nach hinten schwingen.
- Während des Schwingens die Beine beugen ...
- ... und wieder strecken, sobald die Arme die neue Position erreicht haben.
- Dann die Arme wieder zurückschwingen, dabei die Beine wieder beugen.
- Im Wechsel bleiben.
- Nach 30 Sekunden die Beine wechseln.

- 30 Sekunden pro Seite trainieren.

Unterarm

Material: Rolle

- Vierfüßlerstand.
- Die Rolle liegt rechts neben dem Körper.
- Der rechte Arm ist zur Seite ausgestreckt, der Unterarm liegt auf der Rolle.
- Der linke Unterarm ist auf dem Boden aufgestützt.

Ausführung
- Nun den Arm über die Rolle schieben, sodass sich die Rolle zwischen Ellbogen und Handgelenk hin und her bewegt.
- Den Arm dabei etwas nach vorn und hinten drehen.
- Anschließend die Arme wechseln.

- 20 bis 30 Sekunden pro Seite massieren.

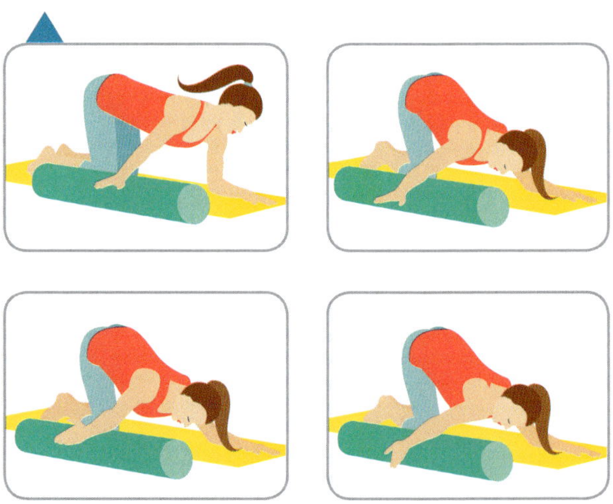

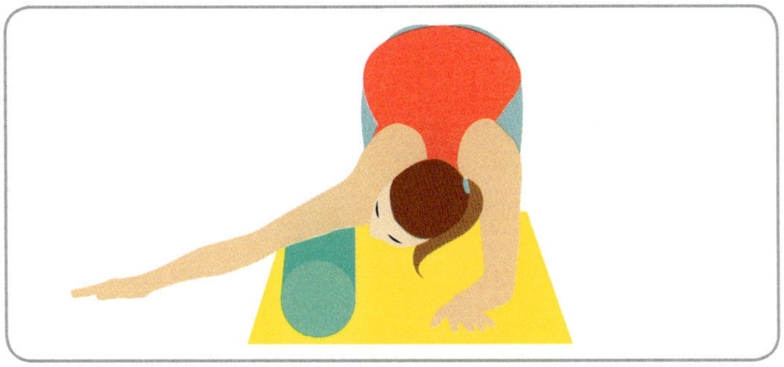

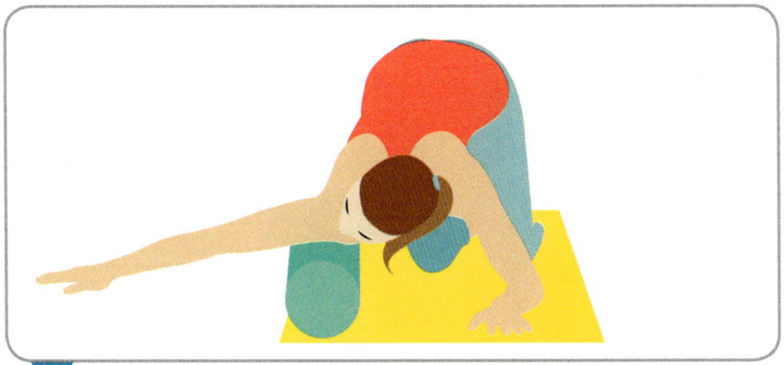

Brust/Schulter

Material: Rolle

Ausgangsposition
- Vierfüßlerstand.
- Die rechte Schulter liegt auf der Rolle.
- Der Kopf ist nach rechts gedreht.
- Der linke Unterarm liegt auf dem Boden.

Ausführung
- Langsam und vorsichtig erst in Richtung Brustansatz rollen ...
- ... und dann wieder zurück.
- Der Bewegungsraum ist hier sehr gering, daher sind die Bewegungen eher klein.

- 20 bis 30 Sekunden pro Seite massieren.

Unterarm dehnen 2

Ausgangsposition
- Stabiler Stand.
- Der rechte Arm ist auf Brusthöhe nach vorn ausgestreckt.
- Die Hand ist nach unten geklappt.

Ausführung
- Nun die linke Hand vor die Finger legen und vorsichtig weiter nach unten Richtung Körper drücken, bis die Dehnung auf dem Handrücken und der Vorderseite des Arms fühlbar ist.

- 10 Sekunden pro Seite dehnen.

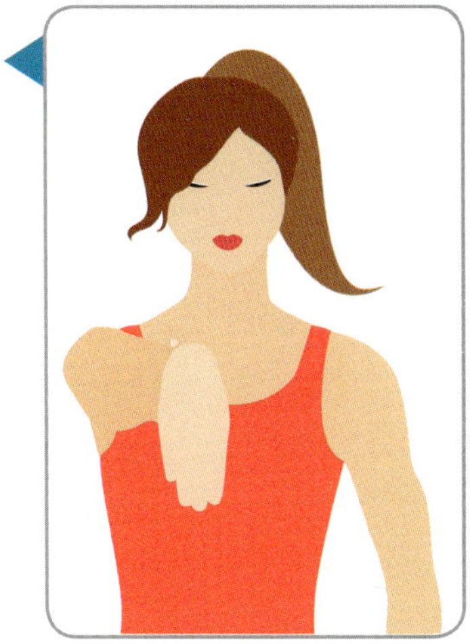

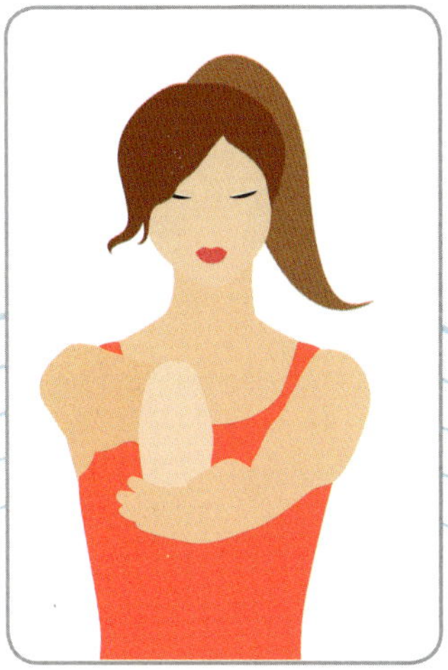

Übung für die Faszien

WORKOUT 5

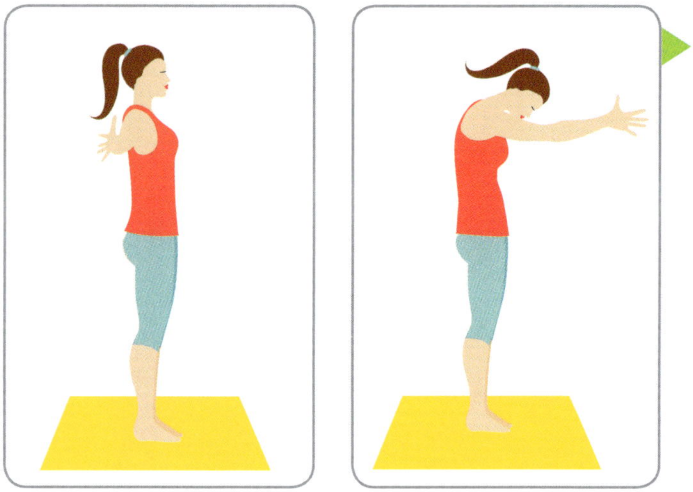

Brustöffner

Ausgangsposition

- Stabiler Stand, die Arme sind zur Seite ausgestreckt.
- Die Finger sind gestreckt und gespreizt.

Ausführung

- Tief einatmen, die Finger noch weiter weg vom Rumpf strecken und den Brustkorb heben.
- Beim Ausatmen die Arme gestreckt vor dem Körper auf Brusthöhe zusammenführen und den Blick zum Bauchnabel wenden.
- Den Bauchnabel tief nach innen zur Wirbelsäule ziehen und den Rücken runden.
- Dabei ziehen die Fingerspitzen nach vorn und die Brust nach hinten.

- 10 bis 15 Wiederholungen mit einer kurzen Pause nach den Wiederholungen.

Langsitz 1

Ausgangsposition

- Langsitz.
- Die Beine sind nach vorn ausgestreckt.

Ausführung

- Die Hände soweit wie möglich zu den Füßen führen.
- Sobald der Dehnschmerz zu groß wird, der Dehnung wieder etwas nachgeben. Wenn die Füße nicht erreicht werden können, dann an die Fesseln oder Waden greifen.
- Die Fußspitzen nun anziehen und den Blick zum Bauchnabel wenden.
- Langsam den Kopf wieder etwas anheben und nach vorn über die Füße schauen.
- Dabei die Zehenspitzen wieder strecken.

- 10 Wiederholungen mit einer kurzen Pause nach den Wiederholungen.

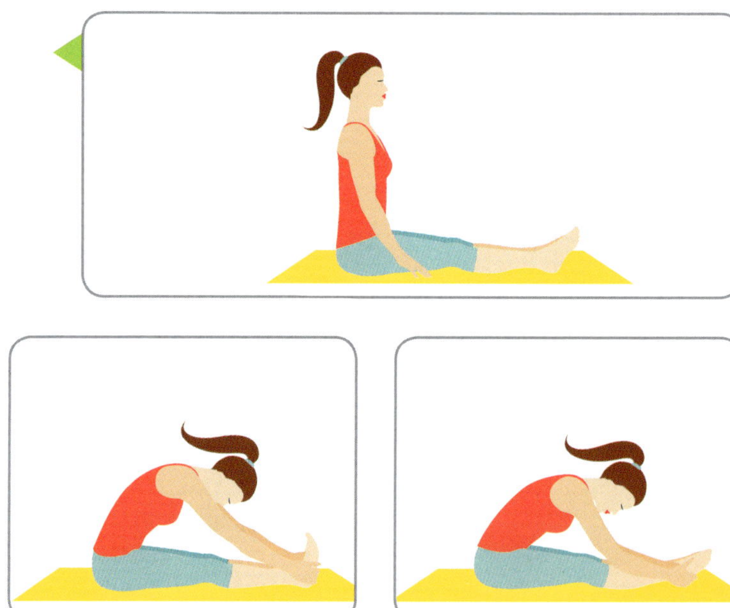

Rückenlinie

Rumpfbeuge federleicht

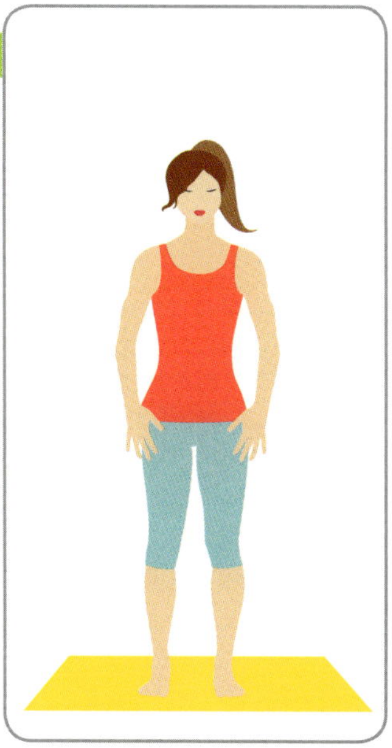

Ausgangsposition
- Hüftbreiter Stand.
- Den Oberkörper nach vorn abrollen, die Beine dabei leicht beugen.
- Den Kopf, die Arme und die Schultern locker hängen lassen.

Ausführung
- Die Beine soweit beugen, dass die Handflächen komplett am Boden vor den Füßen abgesetzt werden können.
- Nur so weit in die Knie gehen, dass die Dehnung noch spürbar ist.
- Mit den Händen nun um die Füße nach rechts ...
- ... und links wandern.
- Die Hände auch einmal zwischen die Füße oder soweit wie möglich nach vorn und hinten setzen.
- Dabei die Handflächen immer mit leichtem Druck in den Boden drücken.
- Den Kopf locker hängen lassen.

- 30 Sekunden trainieren.

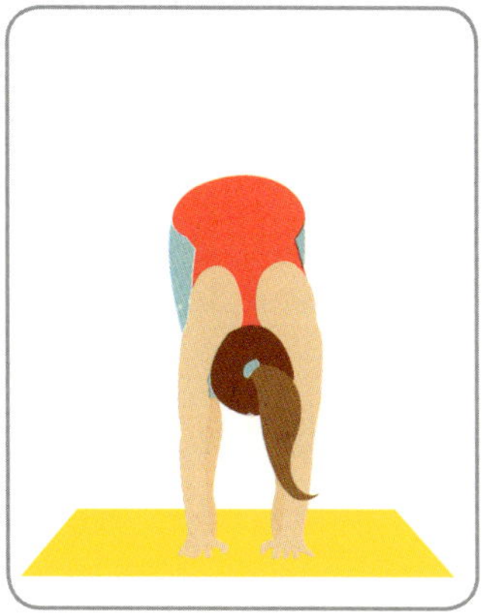

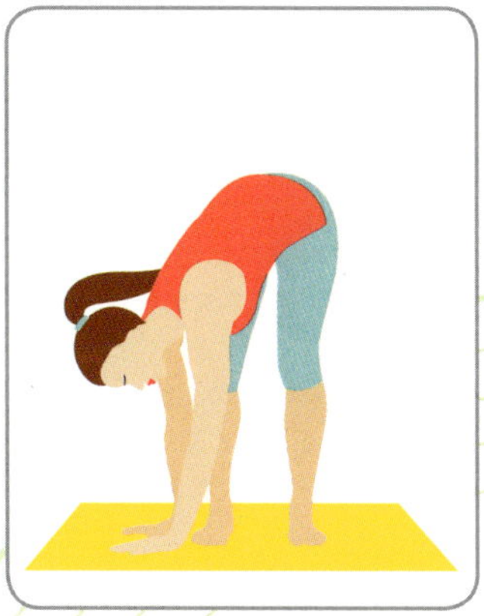

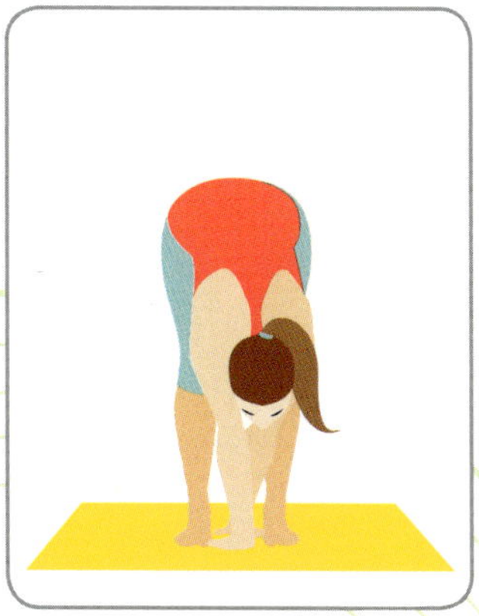

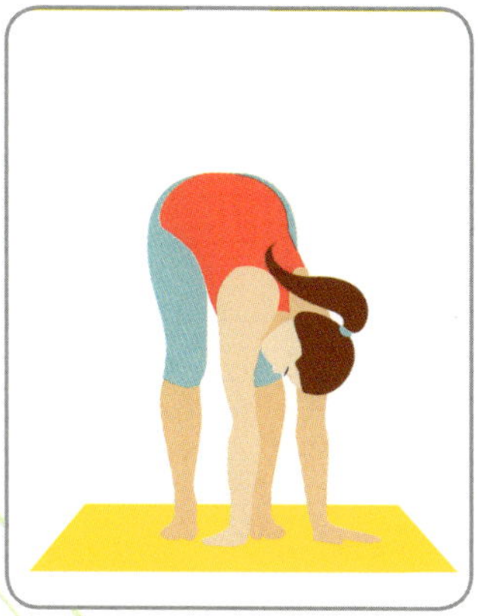

Selbstmassage mit Rolle und Ball

WORKOUT 11

Nacken/Wirbelsäule mobilisieren

Ausgangsposition
- Schneidersitz.
- Die Wirbelsäule ist aufgerichtet.
- Die Fingerspitzen liegen an den Schläfen, die Ellbogen sind nach außen gezogen.

Ausführung
- Den Oberkörper zur rechten Seite neigen, den Ellbogen nach rechts unten führen.
- Langsam mit dem Kinn eine Kreisbewegung über die Brust zur anderen Seite ausführen.
- Dabei in der ganzen Brustwirbelsäule runden, also einen Buckel machen.
- Mit dem Kopf weiter kreisen, ohne ihn in den Nacken zu legen.
- Anschließend die Richtung wechseln.

- 8 Wiederholungen pro Seite mit einer kurzen Pause nach den Wiederholungen.

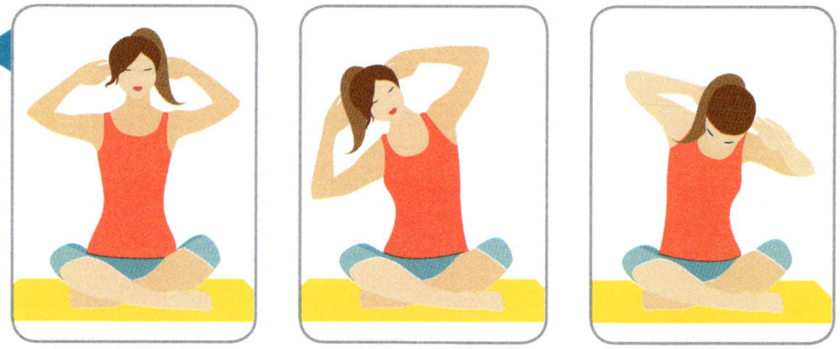

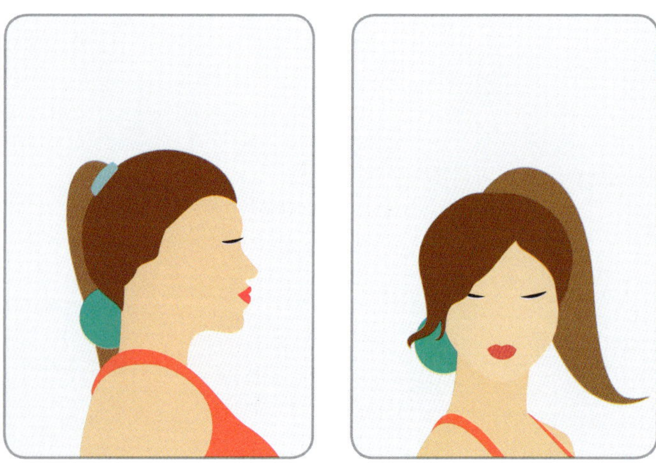

Nacken

Material: Triggerball, Wand

Ausgangsposition
- Aufrechter Stand mit dem Rücken zur Wand.
- Der Ball ist auf der rechten Nackenseite in Höhe des Haaransatzes zwischen Körper und Wand „festgeklemmt".
- Das Kinn etwas Richtung Brust neigen, damit der Ball besser hält.

Ausführung
- Den Oberkörper leicht nach rechts drehen und langsam von oben nach unten über den Ball bewegen, sodass die rechte Nackenmuskulatur massiert wird.
- Dann die Bewegung verändern und den Kopf langsam von rechts nach links drehen.
- Dann die Seiten wechseln.

- 30 bis 60 Sekunden pro Seite massieren.

Oberer Rücken

Material: Triggerball, Wand

Ausgangsposition

- Aufrechter Stand mit dem Rücken zur Wand.
- Der Ball ist auf Höhe der Schulterblätter neben der Wirbelsäule zwischen Wand und Rücken „festgeklemmt".
- Der Oberkörper ist gegen die Wand bzw. den Ball gelehnt.

Ausführung

- Die Beine im Wechsel beugen und strecken und so mit dem Rücken von oben nach unten über den Ball rollen.
- Dann die Richtung wechseln und den Ball von der Wirbelsäule weg zu den Schulterblättern bewegen.
- Zum Abschluss kreisende Bewegungen ausführen.

- 30 bis 60 Sekunden massieren.

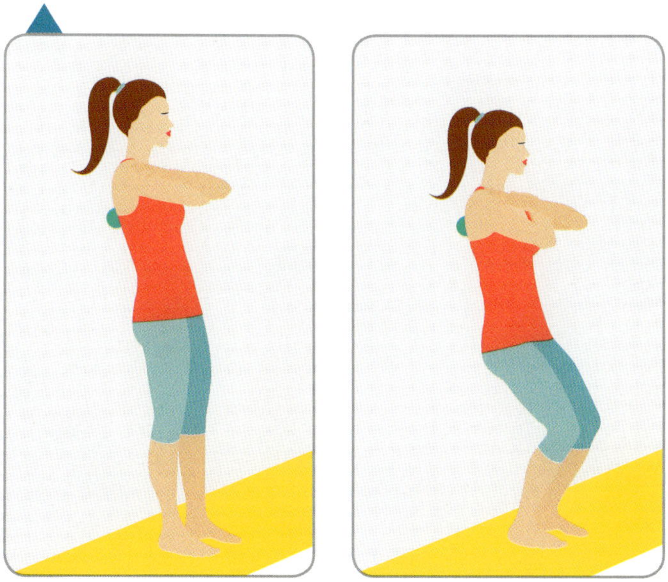

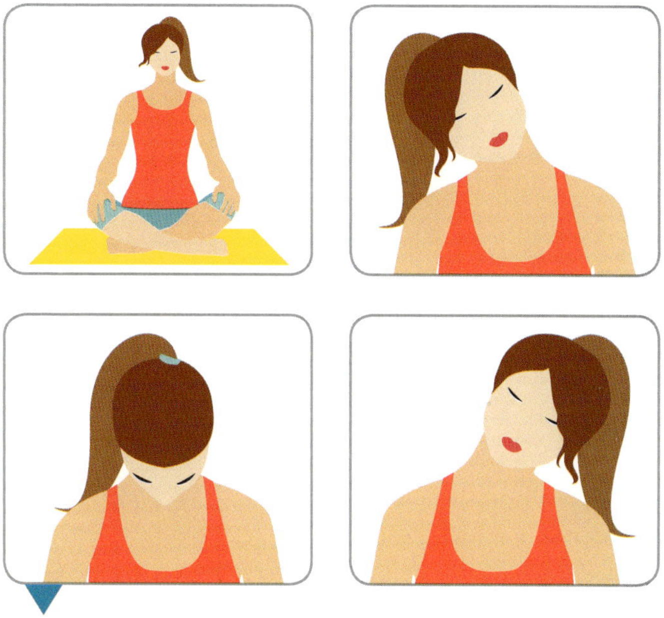

Kopfkreisen

Ausgangsposition

- Schneidersitz.
- Die Hände liegen locker auf den Knien.
- Der Blick ist nach vorn gerichtet.
- Der Rücken ist aufgerichtet.

Ausführung

- Den Kopf nun langsam zur Seite neigen, das Ohr in Richtung Schulter führen.
- Dann das Kinn in einem Halbkreis über die Brust führen, bis das Ohr zur anderen Schulter zeigt.
- Vorsichtig weiterkreisen, ohne den Kopf in den Nacken zu legen.
- Stellen Sie sich vor, Sie würden mit der Nasenspitze kleine Kreise an einen Spiegel malen.
- Die Schultern und die Arme ganz locker hängen lassen.

- 10 Wiederholungen pro Seite mit einer kurzen Pause nach den Wiederholungen.

Schwünge, Sprünge, Federungen

WORKOUT 6

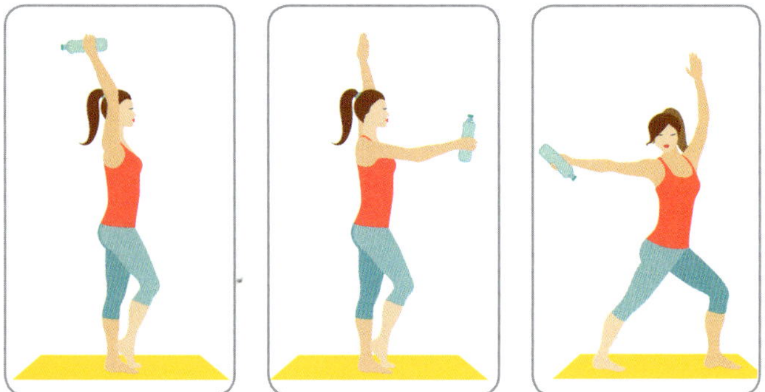

Schwingen in den Ausfallschritt

Material: Wasserflasche (oder Gewichtsmanschette)

Ausgangsposition
- Aufrechter Stand.
- Die Beine sind geschlossen, die rechte Ferse ist angehoben, der linke Fuß ist fest am Boden.
- Beide Arme sind nach oben gestreckt.
- Das Gewicht liegt in der rechten Hand.

Ausführung
- Den rechten Arm gestreckt nach vorn unten fallen lassen, sodass er an der Körperseite vorbei nach hinten schwingt.
- Gleichzeitig den Oberkörper nach rechts drehen und das rechte Bein gestreckt zurücksetzen.
- Die rechte Ferse vorsichtig in den Boden drücken.
- Der Blick folgt so weit wie möglich der Bewegung.
- Dann den rechten Arm wieder vollständig nach oben strecken, bis eine Dehnung im vorderen Rumpf- und Hüftbereich spürbar ist.
- Den Bauchnabel während der gesamten Bewegung nach innen ziehen.
- Anschließend die Seiten wechseln.

- 10 Wiederholungen pro Seite mit einer kurzen Pause nach den Wiederholungen.

Frontales Schwingen

Material: 2 Wasserflaschen (oder Gewichtsmanschetten)

Ausgangsposition
- Aufrechter Stand. Die Beine sind leicht geöffnet.
- Die Gewichte liegen in den Händen.
- Die Arme sind nach oben gestreckt.

Ausführung
- Tief einatmen,
  die Arme mit Schwung nach unten und hinten führen,
  dabei in die Kniebeuge gehen,
  den Po nach hinten schieben, den Oberkörper nach vorn,
  den Kopf als Verlängerung der Wirbelsäule leicht zur Brust geneigt halten.
- Die Arme schwingen an den Beinen außen vorbei.
- Während der Abwärtsbewegung die Beine beugen und zweimal federn.
- Mit dem Ausatmen zurückschwingen und Arme, Beine und Oberkörper wieder strecken.

- 10 bis 15 Wiederholungen mit einer kurzen Pause nach den Wiederholungen.

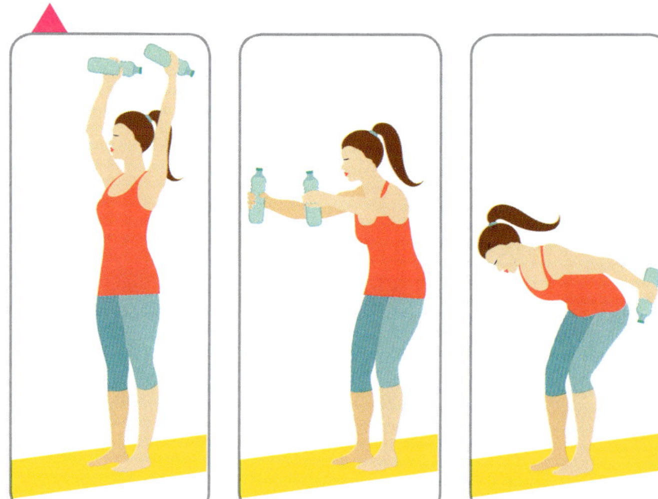

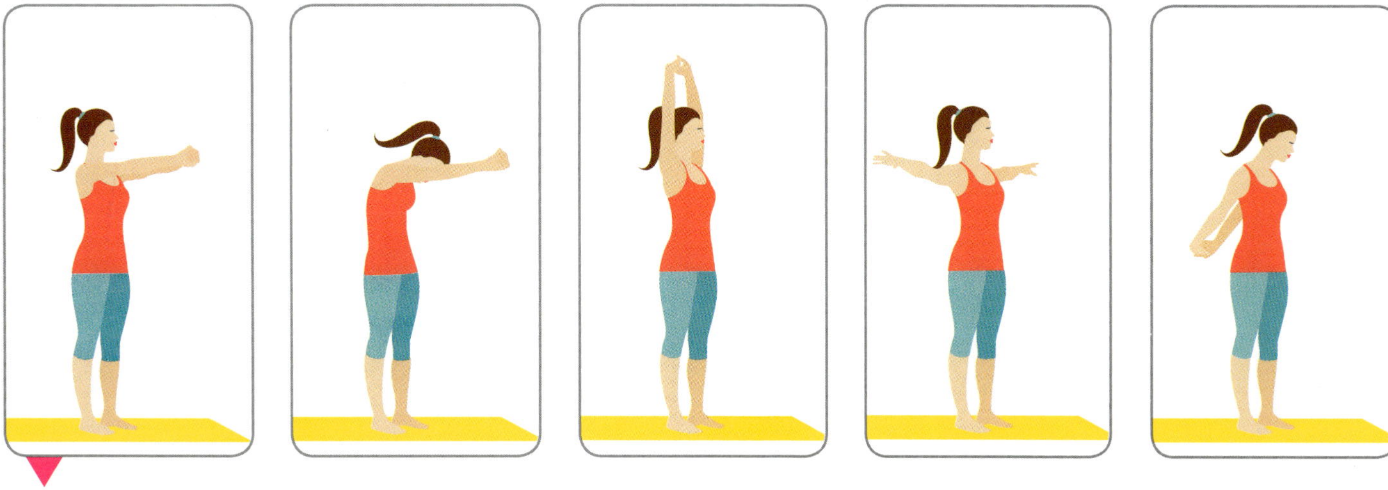

Dehnen des Rumpfes

Ausgangsposition
- Stabiler Stand.
- Die Arme sind nach vorn ausgestreckt und auf Brusthöhe angehoben.
- Die Hände sind ineinander verschränkt, sodass beide Handflächen nach vorn zeigen.

Ausführung
- Einatmen.
- Beim Ausatmen die Hände weiter nach vorn schieben ...
- ... dabei den Kopf zur Brust ziehen und den Oberkörper runden, ohne ihn jedoch zu weit nach vorn abzuneigen.
- Handflächen und Brustkorb sind so weit wie möglich voneinander entfernt, sodass eine Dehnung zwischen den Schulterblättern spürbar wird.
- Beim erneuten Einatmen die Arme nach oben über den Kopf führen.
- Der Blick folgt den Händen.
- Beim nächsten Einatmen die Arme öffnen, in einem großen Kreis erst nach unten und dann hinter den Körper führen.
- Dort die Hände wieder ineinander verschränken.
- Beim Ausatmen die Schultern zurückziehen, die Brust heben, den Bauchnabel aber nach innen halten.
- Der Blick ist zum Bauchnabel gerichtet.
- Mit dem nächsten Einatmen den Ablauf von vorn beginnen.

- 8 Wiederholungen mit einer kurzen Pause nach den Wiederholungen.

Selbstmassage mit Rolle und Ball

WORKOUT 12

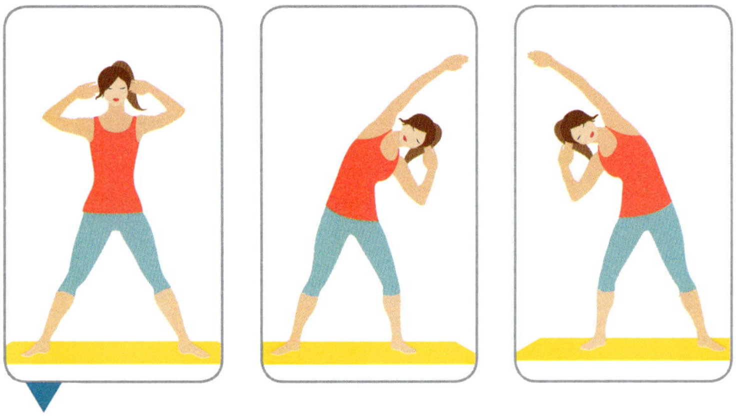

Räkeln und Strecken

Ausgangsposition

- Weiter Grätschstand.
- Beine und Füße sind leicht nach außen gedreht.
- Die Hände liegen an den Schläfen,
- die Ellbogen zeigen nach außen.

Ausführung

- Das linke Bein leicht beugen,
- den Oberkörper nach links drehen und etwas absenken.
- Dabei den rechten Arm über den Kopf strecken.
- Dann langsam wieder in die Ausgangsposition zurückkehren ...
- ... und die Bewegung zur anderen Seite wiederholen.
- Die Bewegung langsam, kontrolliert und fließend durchführen.

- 10 Wiederholungen pro Seite im Wechsel mit einer kurzen Pause nach den Wiederholungen.

Schulter

Material: Triggerball, Wand

Ausgangsposition

- Aufrechter Stand mit dem Rücken zur Wand.
- Der Ball ist etwas über den Schulterblättern neben der Wirbelsäule zwischen Wand und Rücken „festgeklemmt“. Er liegt dann etwas unterhalb des großen Muskelstrangs, der vom Hals zur Schulter zieht und häufig verhärtet ist.

Ausführung

- Nun den Ball zwischen Schulter und Wirbelsäule an diesem Muskelstrang entlangrollen.
- Die Position immer etwas verändern und dabei den Signalen des Körpers folgen.

- 30 bis 60 Sekunden pro Seite massieren.

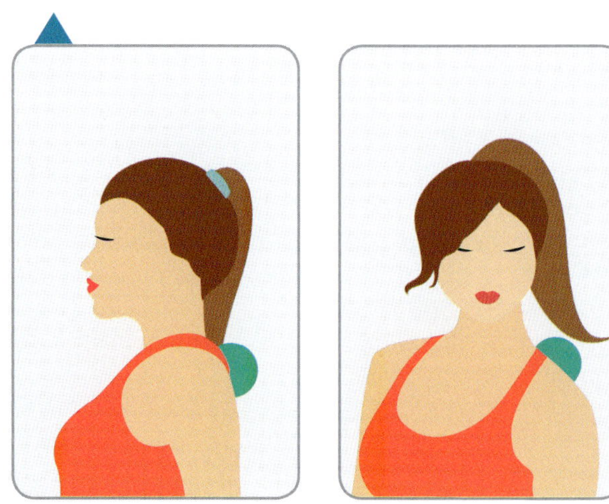

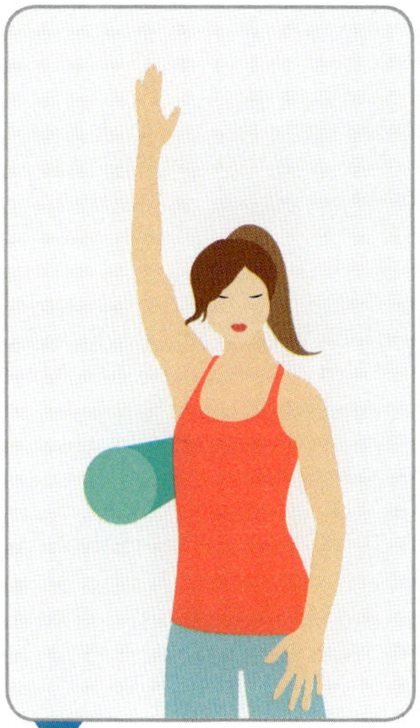

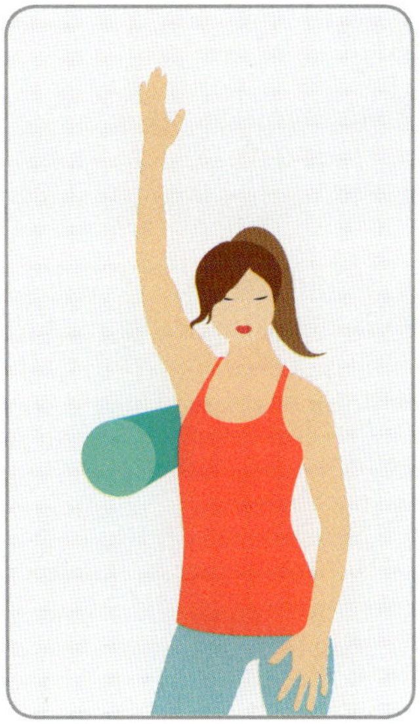

Seitlicher Rücken

Material: Rolle, Wand

Ausgangsposition
- Aufrechter Stand seitlich zur Wand.
- Die rechte Körperseite zeigt zur Wand.
- Der rechte Arm ist nach oben gestreckt.
- Die Rolle ist in Brusthöhe zwischen Körper und Wand „festgeklemmt".

Ausführung
- Die Beine beugen und strecken und so mit der Körperseite längs über die Rolle bewegen.
- Anschließend die Seiten wechseln.

- 20 bis 30 Sekunden pro Seite massieren.

Schulter-Stretch

Ausgangsposition
- Stabiler Stand.
- Der rechte Arm ist vor dem Körper angewinkelt, etwas über Brusthöhe.
- Die linke Hand liegt am rechten Ellbogen.

Ausführung
- Den rechten Ellbogen leicht in Richtung Körper drücken und dabei vorsichtig den Kopf zur rechten Schulter drehen.
- Anschließend die Arme wechseln.

- 10 Sekunden pro Seite dehnen.

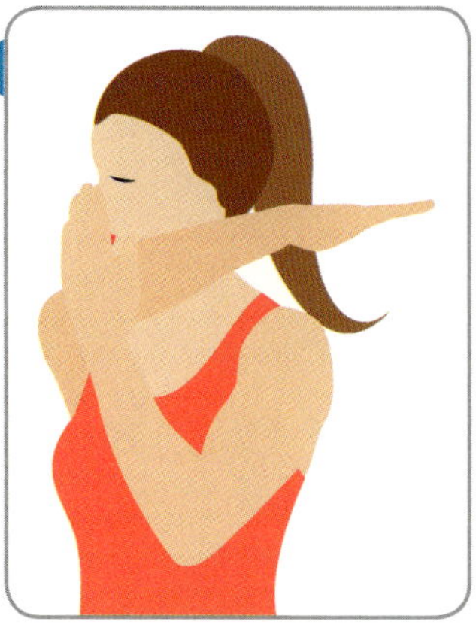

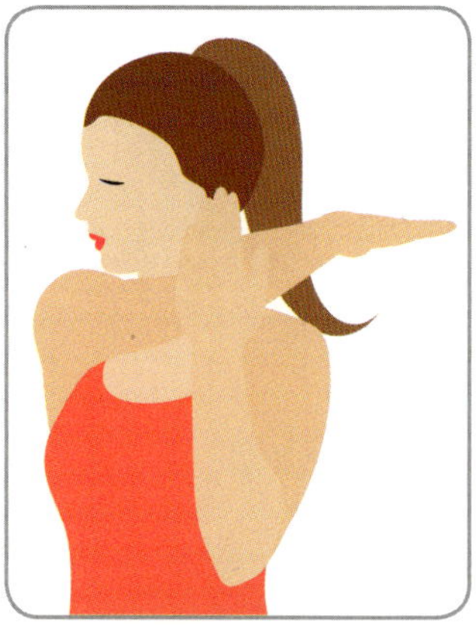

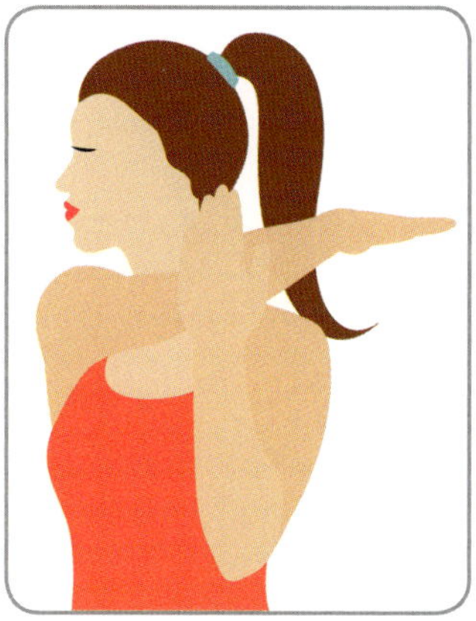

Übung für die Faszien

WORKOUT 6

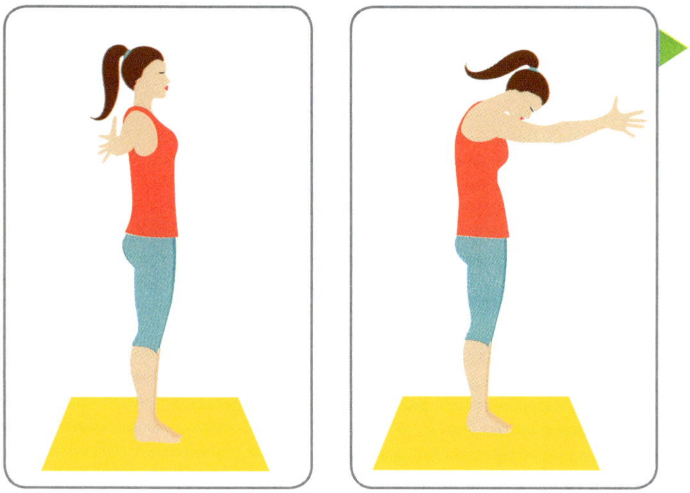

Brustöffner

Ausgangsposition
- Stabiler Stand, die Arme sind zur Seite ausgestreckt.
- Die Finger sind gestreckt und gespreizt.

Ausführung
- Tief einatmen, die Finger noch weiter weg vom Rumpf strecken und den Brustkorb heben.
- Beim Ausatmen die Arme gestreckt vor dem Körper auf Brusthöhe zusammenführen und den Blick zum Bauchnabel wenden.
- Den Bauchnabel tief nach innen zur Wirbelsäule ziehen und den Rücken runden.
- Dabei ziehen die Fingerspitzen nach vorn und die Brust nach hinten.

- 10 bis 15 Wiederholungen mit einer kurzen Pause nach den Wiederholungen.

Langsitz 2

Ausgangsposition
- Langsitz.
- Die Beine sind nach vorn ausgestreckt.

Ausführung
- Vom Langsitz ins Päckchen wechseln.
- Nach der Dehnung die Knie anziehen, diese mit den Händen umfassen und auf den Rücken rollen.
- Zwei- bis dreimal hin- und herrollen, anschließend wieder im Langsitz landen und die Hände zu den Füßen führen.
- Den Kopf dabei immer leicht zur Brust halten und nicht bis zum Nacken rollen.

- 10 Wiederholungen mit einer kurzen Pause nach den Wiederholungen.

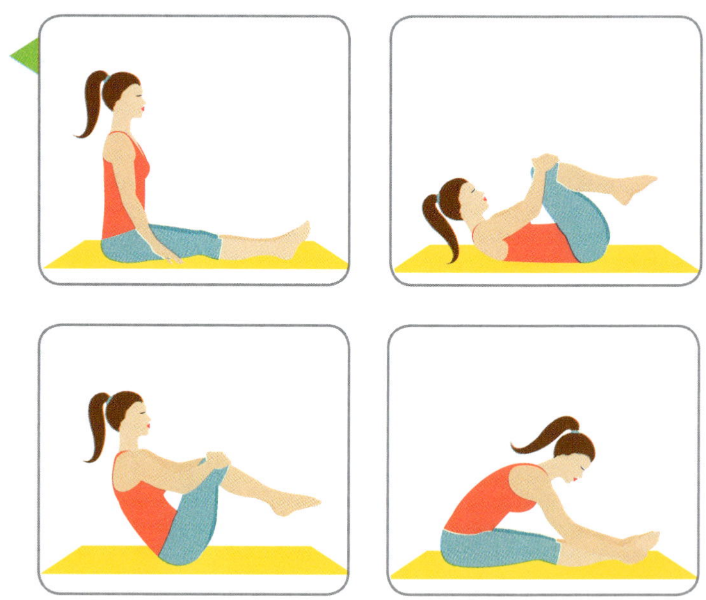

Rückenlinie

Rumpfbeuge federleicht

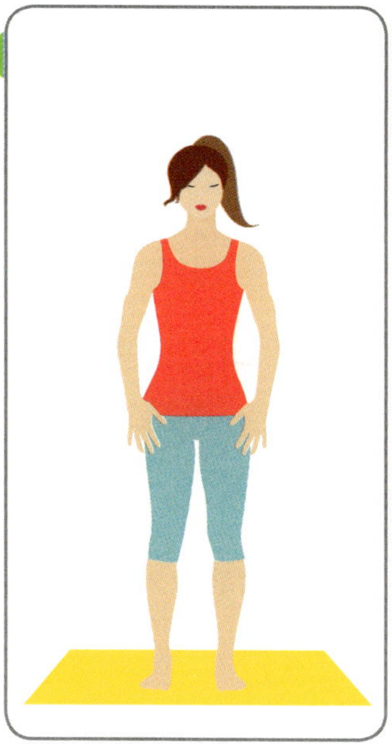

Ausgangsposition
- Hüftbreiter Stand.
- Den Oberkörper nach vorn abrollen, die Beine dabei leicht beugen.
- Den Kopf, die Arme und die Schultern locker hängen lassen.

Ausführung
- Die Beine soweit beugen, dass die Handflächen komplett am Boden vor den Füßen abgesetzt werden können.
- Nur so weit in die Knie gehen, dass die Dehnung noch spürbar ist.
- Mit den Händen nun um die Füße nach rechts ...
- ... und links wandern.
- Die Hände auch einmal zwischen die Füße oder soweit wie möglich nach vorn und hinten setzen.
- Dabei die Handflächen immer mit leichtem Druck in den Boden drücken.
- Den Kopf locker hängen lassen.

- 30 Sekunden trainieren.

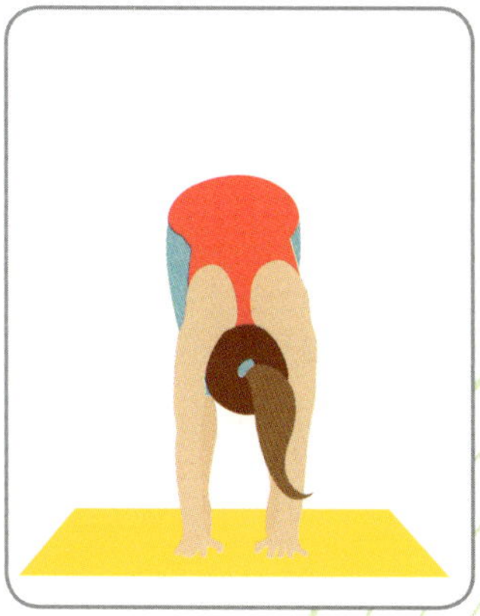
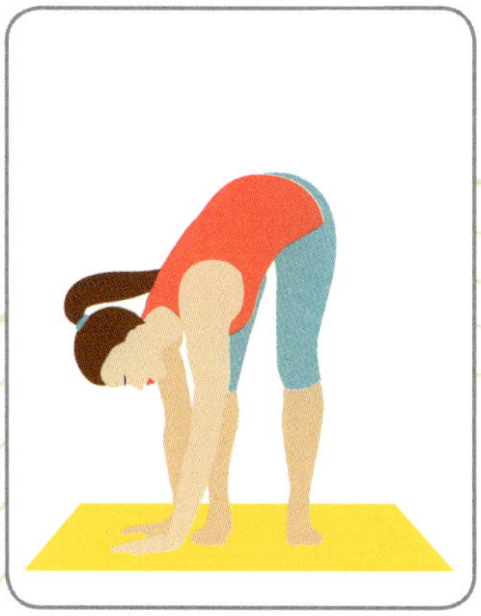
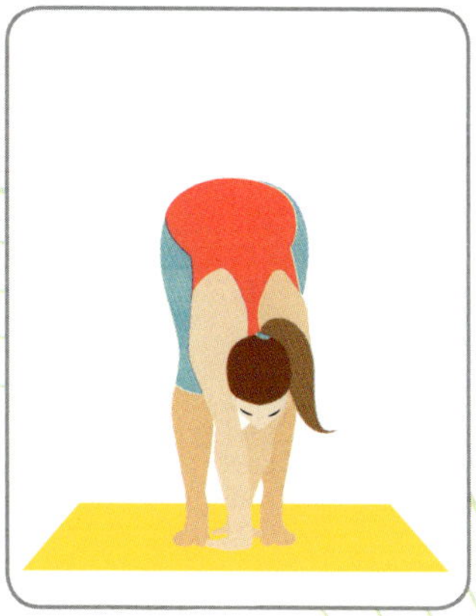
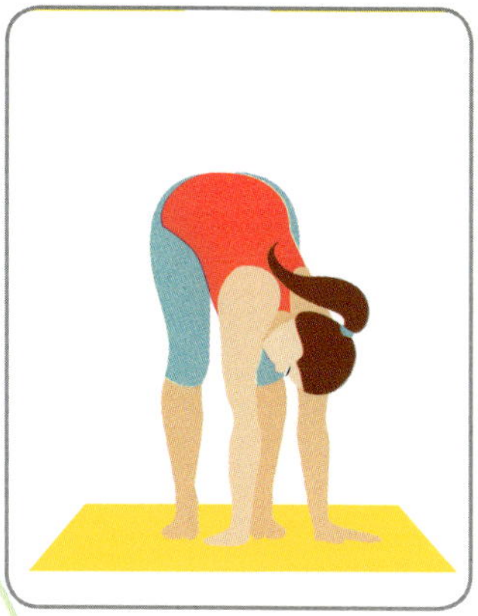

Selbstmassage mit Rolle und Ball

WORKOUT 13

Beckenkreisen

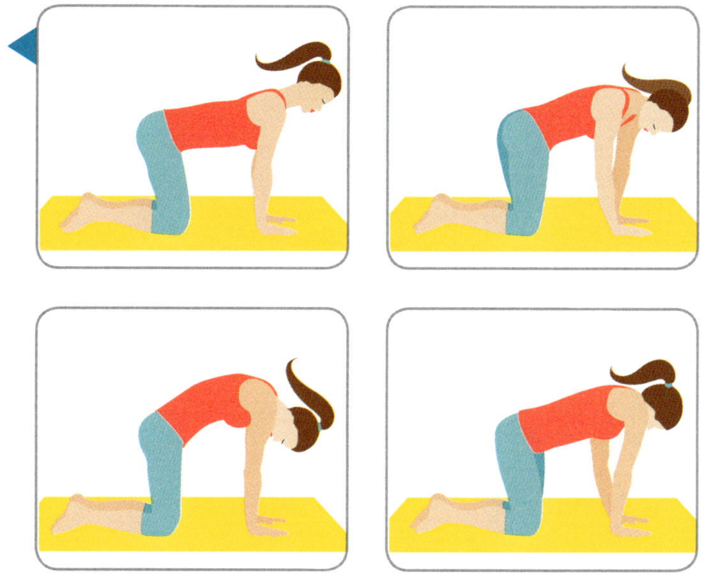

Ausgangsposition
- Vierfüßlerstand.
- Die Hände sind in Höhe der Schultern aufgestützt.
- Das Kinn ist leicht zur Brust geneigt,
- der Kopf bildet die Verlängerung der Wirbelsäule.

Ausführung
- Langsam mit dem Becken kreisen,
- dabei den Rücken abwechselnd zu einem Katzenbuckel runden ...
- ... und wieder strecken.
- Den Kopf in der Bewegung vorsichtig mitführen, ohne zu viel nachzudenken.
- Die Richtung zwischendurch wechseln oder abwechselnd kleine und große Kreise mit dem Becken durchführen.

- 30 Sekunden trainieren.

Unterer Rücken 2

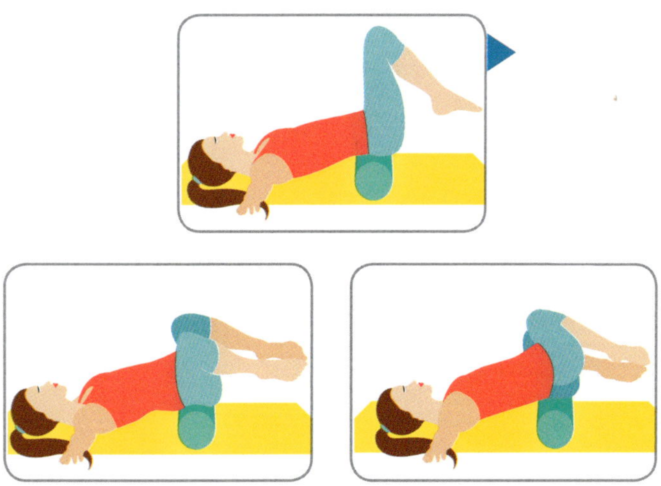

Material: Rolle

Ausgangsposition
- Rückenlage.
- Der untere Rücken liegt auf der Rolle.
- Die Beine sind angewinkelt und angehoben.
- Die Arme sind zur Seite gestreckt und liegen auf dem Boden.
- Der Rücken darf nicht im Hohlkreuz sein!

Ausführung
- Knie und Hüfte nun langsam erst nach rechts ...
- ... dann nach links drehen und auf diese Weise das Becken über die Rolle bewegen.
- Dabei die Positionen immer wieder leicht verändern, sodass der untere Rücken möglichst vielseitig massiert und bearbeitet wird.

- 30 Sekunden massieren.

Unterer Rücken 3

Material: Triggerball, Wand

Ausgangsposition

- Aufrechter Stand mit dem Rücken zur Wand.
- Der Ball ist rechts neben der Wirbelsäule zwischen Wand und Rücken „festgeklemmt".
- Die Füße sind etwas von der Wand entfernt, sodass der Rücken stärker gegen den Ball drückt.
- Die Beine sind leicht gebeugt.

Ausführung

- Die Beine abwechselnd beugen und strecken und so den Rücken nach oben und unten über den Ball bewegen, sodass der Muskelstrang entlang der Wirbelsäule massiert wird.
- Dann den Ball auf die andere Seite der Wirbelsäule klemmen und den Bewegungsablauf wiederholen.

- 30 bis 60 Sekunden pro Seite massieren.

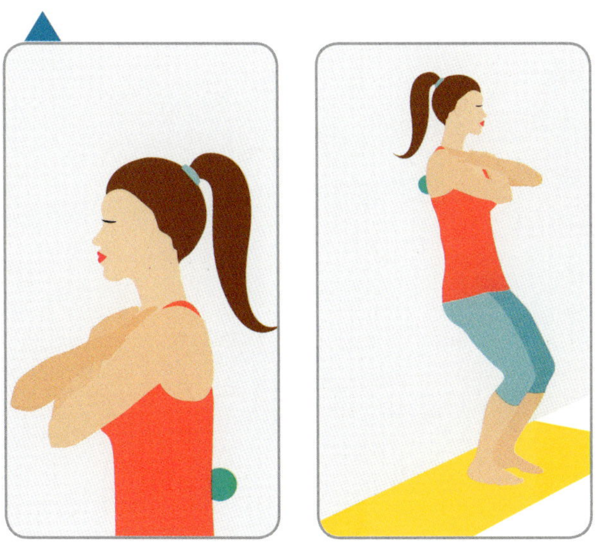

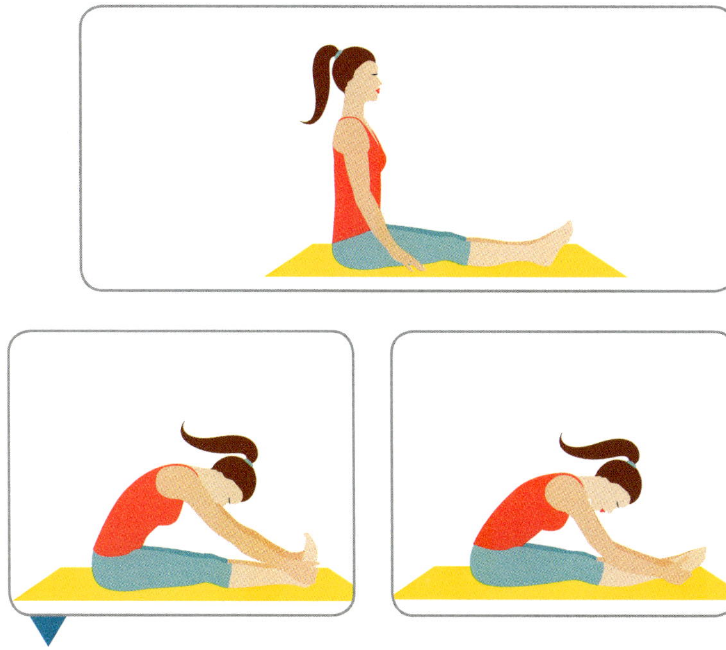

Langsitz 1

Ausgangsposition

- Langsitz.
- Die Beine sind nach vorn ausgestreckt.

Ausführung

- Die Hände soweit wie möglich zu den Füßen führen.
- Sobald der Dehnschmerz zu groß wird, der Dehnung wieder etwas nachgeben. Wenn die Füße nicht erreicht werden können, dann an die Fesseln oder Waden greifen.
- Die Fußspitzen nun anziehen und den Blick zum Bauchnabel wenden.
- Langsam den Kopf wieder etwas anheben und nach vorn über die Füße schauen.
- Dabei die Zehenspitzen wieder strecken.

- 10 Wiederholungen mit einer kurzen Pause nach den Wiederholungen.

Schwünge, Sprünge, Federungen

WORKOUT 7

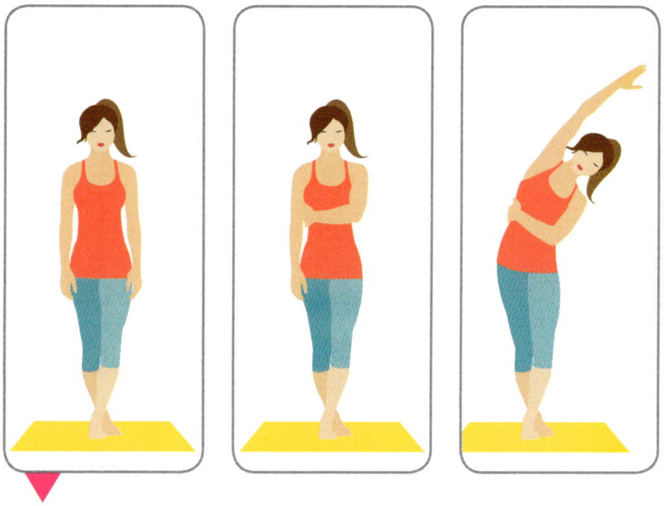

Bogen

Ausgangsposition

- Kreuzstand: Das rechte Bein ist hinter dem linken gekreuzt, der rechte Fuß steht links neben dem linken. Die Fußspitzen zeigen nach vorn.
- Der Rücken ist gerade.

Ausführung

- Den linken Arm rechts um den Brustkorb legen, die Finger liegen auf den Rippen.
- Den rechten Arm seitlich über den Kopf strecken und den Oberkörper leicht zur Seite neigen.
- Den Kopf stabil halten und nicht zu weit zur Seite legen.
- Anschließend die Seiten wechseln.

- 5 Wiederholungen pro Seite mit einer kurzen Pause nach den Wiederholungen.

Twist-Jump

Ausgangsposition

- Aufrechter Stand.
- Die Füße sind fast geschlossen.
- Die Arme sind angewinkelt und in Brusthöhe angehoben.
- Die Unterarme liegen locker übereinander,
- die Hände liegen an den Ellbogen.

Ausführung

- Nun – zunächst leicht federnd – die Füße abwechselnd nach rechts und links bewegen, dabei gleichzeitig den Oberkörper in die jeweils entgegengesetzte Richtung drehen, sodass eine Art „Verwringung" im Oberkörper entsteht.
- Wenn also Becken und Füße nach links drehen,
- bewegen sich die Schultern und die Ellbogen leicht nach rechts – und umgekehrt.
- Die Bewegung erst so weich wie möglich ausführen,
- dann kraftvollere Sprünge machen.

- 30 Sekunden trainieren.

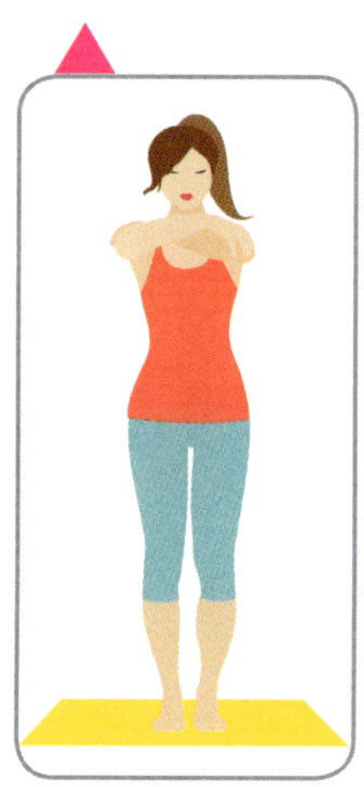

Federn im Liegestütz

Material: Wand

Ausgangsposition
- Aufrechter Stand vor einer Wand, etwa eine halbe Armlänge von der Wand entfernt.
- Die Hände sind in Brusthöhe flach gegen die Wand gestützt, etwa schulterbreit geöffnet.
- Die Finger zeigen leicht zueinander.

Ausführung
- Die Arme beugen, die Ellbogen zeigen nach außen.
- Mit dem ganzen Körper zur Wand bewegen ...
- ... und schwungvoll nach hinten abdrücken.
- Die Bewegung mit gebeugten Armen abfangen und direkt wieder abstützen.
- Der Körper ist fest wie ein Brett und pendelt über die Füße vor und zurück.
- Die Fersen bleiben immer am Boden. So werden auch die Achillessehne und die Wadenmuskulatur leicht gedehnt.

- 15 Wiederholungen mit einer kurzen Pause nach den Wiederholungen.

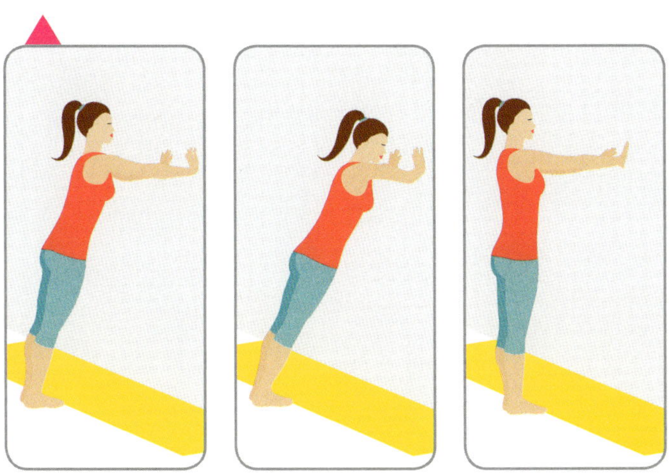

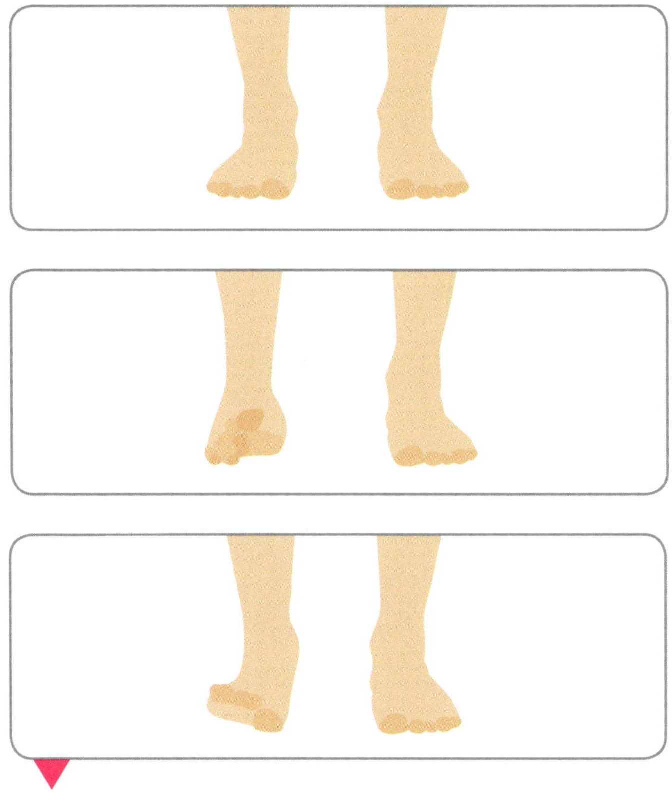

Fußmuskulatur dehnen

Ausgangsposition
- Stabiler Stand.
- Die Hände sind in die Hüften gestützt.

Ausführung
- Zunächst die rechte Fußinnenseite nach oben ziehen,
- dann die Außenseite.
- Beide Kanten im Wechsel belasten.
- Anschließend die Füße wechseln.

- 10 Wiederholungen pro Seite mit einer kurzen Pause nach den Wiederholungen.

Selbstmassage mit Rolle und Ball

WORKOUT 14

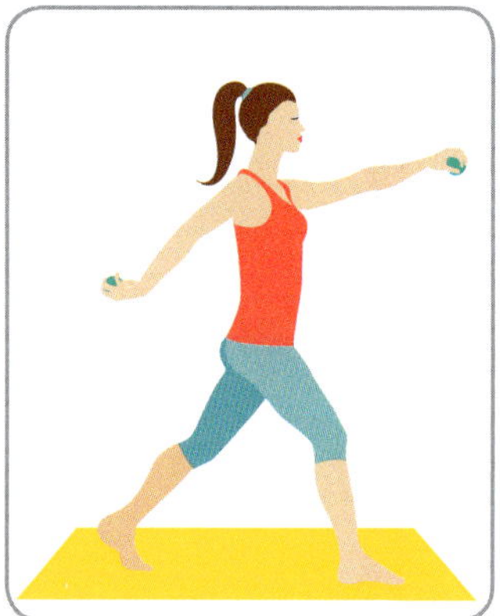

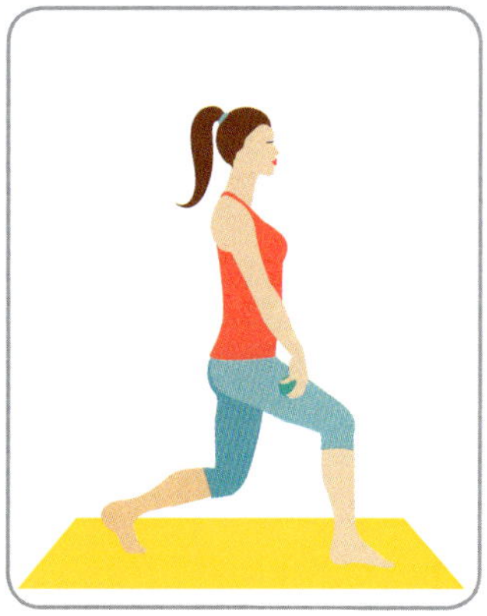

Armschwung

Material: 2 Trigger- oder Tennisbälle

Ausgangsposition
- Ausfallschritt.
- Beide Beine sind ganz leicht gebeugt.
- Die hintere Ferse ist vom Boden gelöst.
- Beide Füße zeigen nach vorn.
- In jeder Hand liegt ein Ball.
- Der linke Arm ist nach vorn ausgestreckt, der rechte Arm nach hinten.

Ausführung
- Gleichzeitig den hinteren Arm nach vorn und den vorderen Arm nach hinten schwingen.
- Während des Schwingens die Beine beugen ...
- ... und wieder strecken, sobald die Arme die neue Position erreicht haben.
- Dann die Arme wieder zurückschwingen, dabei die Beine wieder beugen.
- Im Wechsel bleiben.
- Nach 30 Sekunden die Beine wechseln.

- 30 Sekunden pro Seite trainieren.

Oberarm

Material: Rolle, Wand

Ausgangsposition
- Ausfallschritt seitlich zur Wand.
- Die Rolle ist zwischen dem äußeren Oberarm und der Wand „festgeklemmt“.

Ausführung
- Durch Beugen der Beine den Oberarm über die Rolle bewegen, dabei den Arm abwechselnd in verschiedene Richtungen drehen.
- Durch etwas mehr Druck kann die Rollbewegung intensiviert und gesteuert werden.
- Anschließend die Seiten wechseln.

- 20 bis 30 Sekunden pro Seite massieren.

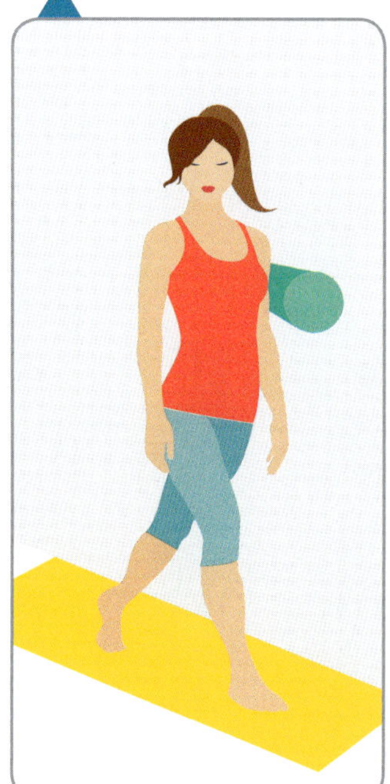

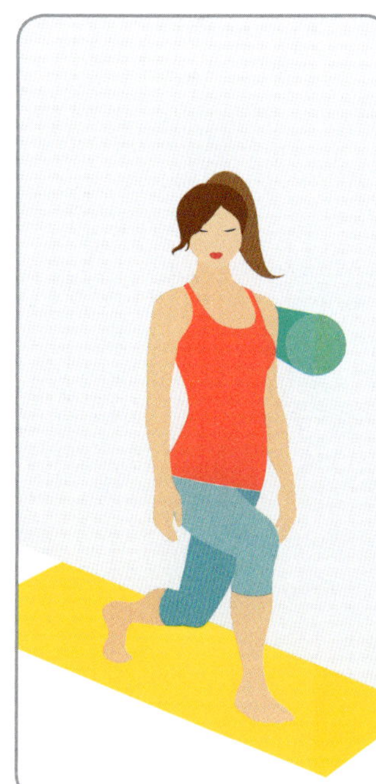

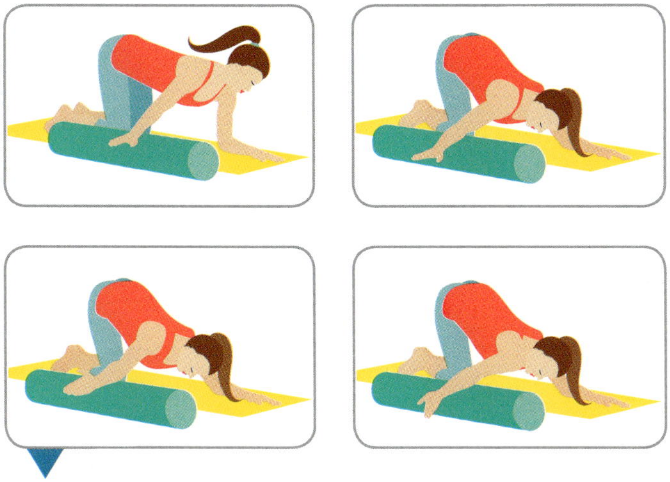

Unterarm

Material: Rolle

- Vierfüßlerstand.
- Die Rolle liegt rechts neben dem Körper.
- Der rechte Arm ist zur Seite ausgestreckt, der Unterarm liegt auf der Rolle.
- Der linke Unterarm ist auf dem Boden aufgestützt.

Ausführung
- Nun den Arm über die Rolle schieben, sodass sich die Rolle zwischen Ellbogen und Handgelenk hin und her bewegt.
- Den Arm dabei etwas nach vorn und hinten drehen.
- Anschließend die Arme wechseln.

- 20 bis 30 Sekunden pro Seite massieren.

Schulter-Stretch

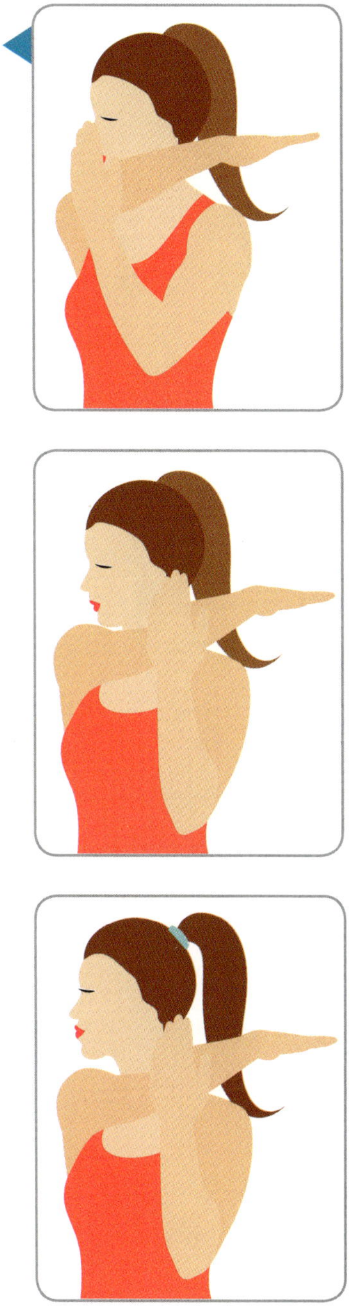

Ausgangsposition
- Stabiler Stand.
- Der rechte Arm ist vor dem Körper angewinkelt, etwas über Brusthöhe.
- Die linke Hand liegt am rechten Ellbogen.

Ausführung
- Den rechten Ellbogen leicht in Richtung Körper drücken und dabei vorsichtig den Kopf zur rechten Schulter drehen.
- Anschließend die Arme wechseln.

- 10 Sekunden pro Seite dehnen.

Übung für die Faszien

WORKOUT 7

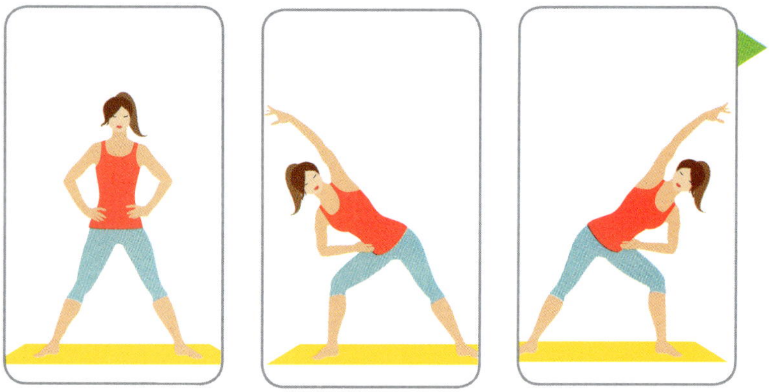

Seitenwechsel

Ausgangsposition
- Weiter Grätschstand.
- Die Fußspitzen sind nach außen gedreht.
- Die Hände sind in die Hüfte gestützt.

Ausführung
- Das rechte Bein leicht beugen, den Oberkörper dabei zum Bein neigen.
- Die Brust zeigt weiter nach vorn.
- Es sollte eine angenehme Dehnung in der Taille spürbar werden.
- Den Oberkörper wieder langsam zu Mitte zurückbewegen …
- … und die gleiche Bewegung in die andere Richtung durchführen.
- Darauf achten, dass das Bein nur leicht gebeugt und nicht zu weit über den Fuß geschoben wird.

- 10 Wiederholungen im Wechsel mit einer kurzen Pause nach den Wiederholungen.

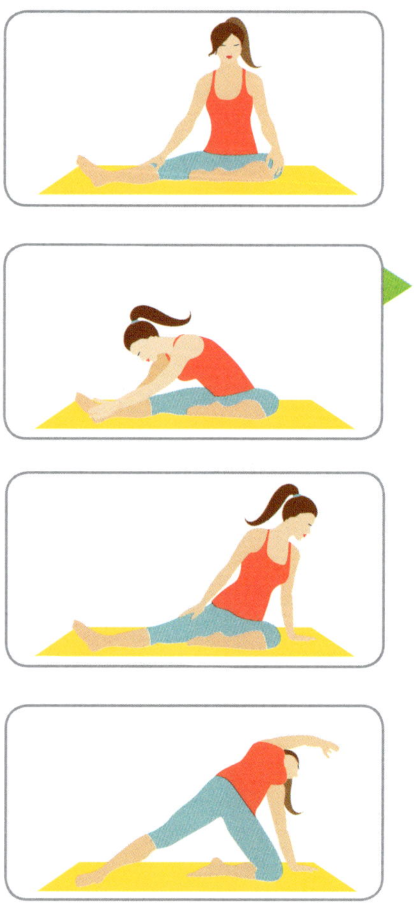

Hürdensitz

Ausgangsposition
- Hürdensitz.
- Das rechte Bein ist zur Seite ausgestreckt, das linke Bein ist angewinkelt.
- Der linke Fuß liegt an der Innenseite des rechten Oberschenkels.

Ausführung
- Den Oberkörper zum rechten Bein wenden und absenken.
- Die Hände in Richtung Fuß ausstrecken, bis eine Dehnung in der Beinrückseite und über der linken Hüfte spürbar wird.
- Dann langsam wieder aufrollen und den linken Arm neben dem Körper aufsetzen.
- Das rechte Bein strecken und den Po vom Boden heben.
- Die rechte Fußaußenseite in den Boden schieben.
- Den rechten Arm zur Unterstützung der Dehnung mit über den Kopf ziehen.

- 8 Wiederholungen pro Seite mit einer kurzen Pause nach den Wiederholungen.

Laterallinie

Sidestretch mit Fitnessband

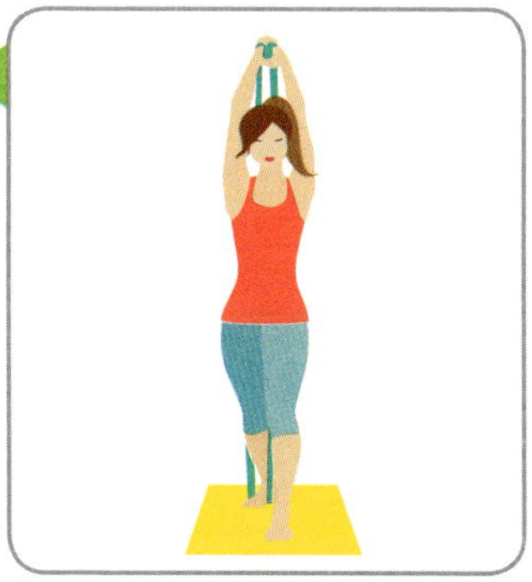

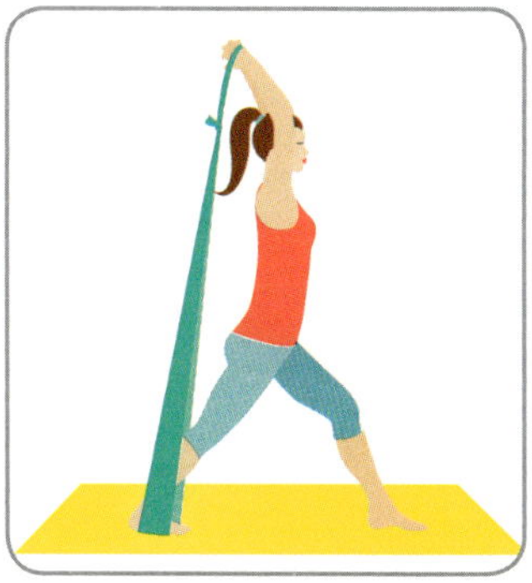

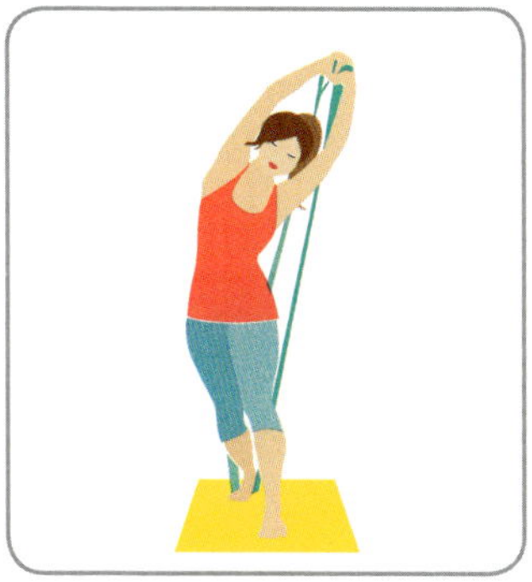

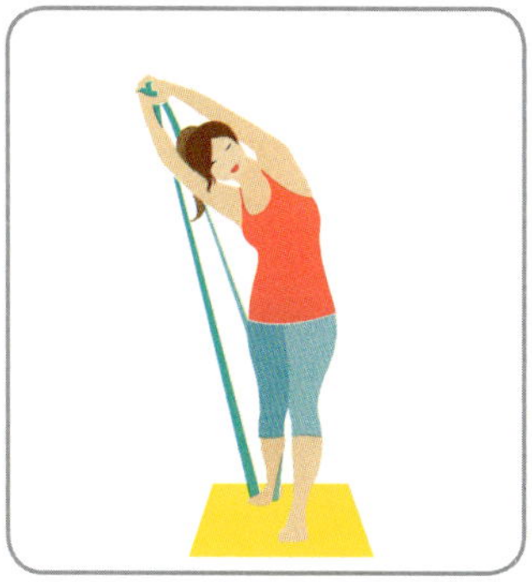

Material: Fitnessband

Ausgangsposition
- Ausfallschritt.
- Das vordere Bein ist leicht gebeugt, die hintere Ferse ist fest auf dem Boden, darunter das Fitnessband.
- Die Bandenden mit beiden Händen hinter dem Körper greifen und bis über den Kopf ziehen, sodass die Arme fast gestreckt sind.
- Der Oberkörper ist gerade aufgerichtet, die Schultern sind über dem Becken.
- Der Bauchnabel ist nach innen gezogen, die Bauchspannung ist aktiviert.

Ausführung
- Den gesamten Oberkörper langsam zur Seite drehen, bis eine Dehnung in der gegenüberliegenden Taille spürbar wird.
- Dann zur anderen Seite drehen.
- Die Schultern bleiben immer über dem Becken.
- Anschließend die Beine wechseln.

- 10 Wiederholungen pro Seite mit einer kurzen Pause nach den Wiederholungen.

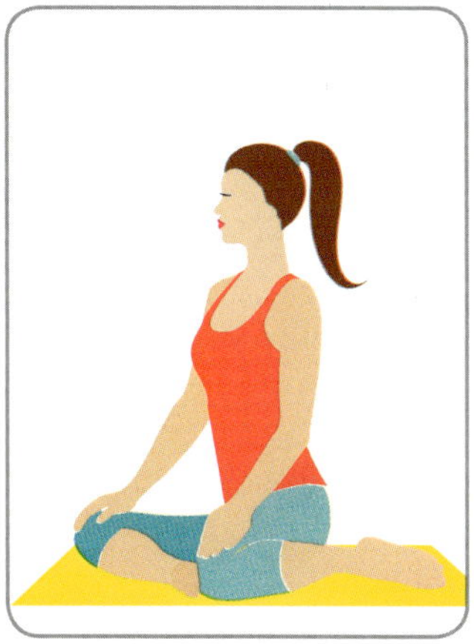

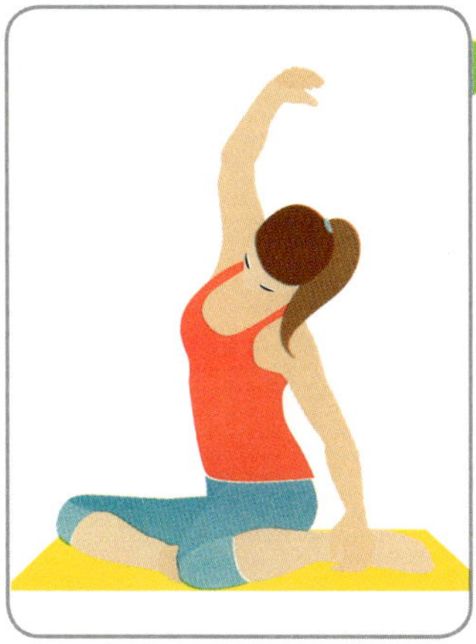

Mermaid-Stretch

Ausgangsposition
- Sitz auf dem Boden.
- Beide Beine sind nach rechts angewinkelt, sodass das Gewicht nur auf der linken Gesäßhälfte liegt.

Ausführung
- Nun mit der rechten Hand an den rechten Fuß greifen.
- Den linken Arm über den Kopf nach rechts ziehen, sodass eine leichte Kurve im Oberkörper und eine deutliche Dehnung in der linken Körperseite entsteht.
- Anschließend die Seiten wechseln.

- 10 Sekunden pro Seite dehnen.

Selbstmassage mit Rolle und Ball

WORKOUT 15

Zehenspitzenstand

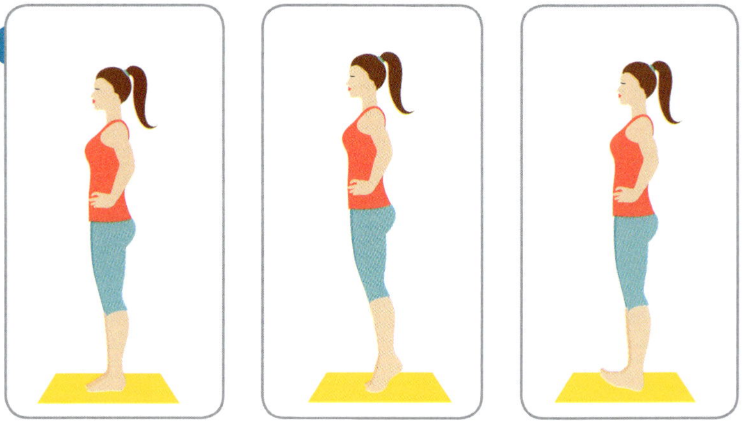

Ausgangsposition
- Stabiler Stand.
- Die Beine sind ganz leicht geöffnet.
- Die Hände sind in die Hüfte gestützt.

Ausführung
- Die Fersen heben und langsam das Gewicht auf die Zehenspitzen verlagern.
- Dann die Fersen wieder zum Boden führen, das Gewicht nun auf die Fersen verlagern und die Fußspitzen anziehen.
- Den Ablauf wiederholen und mit dem Blick einen Fixpunkt suchen. So kann die Bewegung besser kontrolliert werden.

- 20 Sekunden trainieren.

Oberschenkel innen

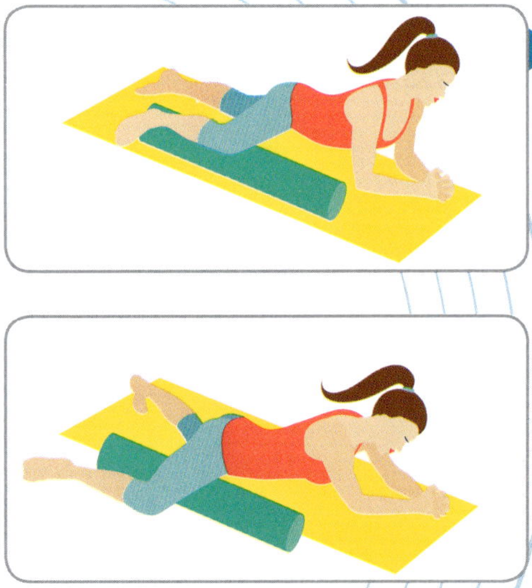

Material: Rolle

Ausgangsposition
- Bauchlage.
- Die Unterarme sind aufgestützt.
- Die Rolle liegt rechts neben dem Körper, längs.
- Das rechte Bein ist angewinkelt, das rechte Knie liegt auf der Rolle.
- Das linke Bein ist ausgestreckt.

Ausführung
- Mit der Rolle langsam vom Knie bis zum Becken nach innen rollen.
- Dabei spüren, wo die Rollbewegung am intensivsten bzw. etwas schmerzhafter ist. An diesem Punkt etwas länger rollen.
- Der Hals ist gestreckt.
- Den Unterarmstütz während der gesamten Übung aktiv halten.

- 20 bis 30 Sekunden pro Seite massieren.

Oberschenkel außen

Material: Rolle

Ausgangsposition
- Seitenlage.
- Die Rolle liegt unterhalb der Hüfte unter dem Körper.
- Der untere Arm ist angewinkelt, der Unterarm ist aufgestützt.
- Der Ellbogen ist unter der Schulter.
- Die andere Hand ist vor dem Körper abgesetzt.
- Das obere Bein ist angewinkelt, der Fuß ist aufgestellt.
- Der Hals ist lang.

Ausführung
- Die Rolle langsam von der Hüfte bis zum äußeren Knie bewegen.
- Das Knie dabei leicht nach vorn drehen.
- Das Ohr aktiv weit weg von der Schulter ziehen.
- Anschließend die Seiten wechseln.

- 20 bis 30 Sekunden pro Seite massieren.

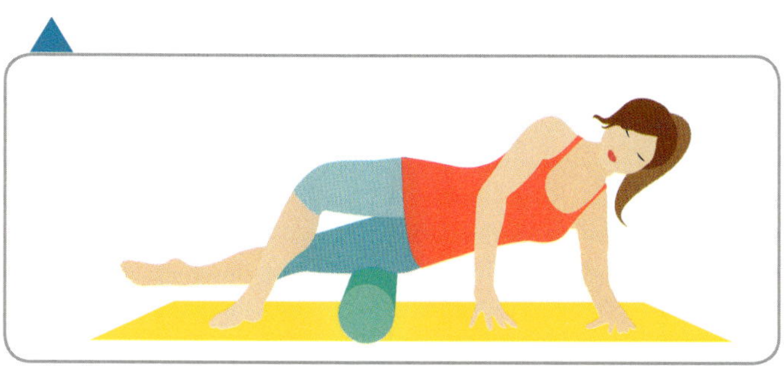

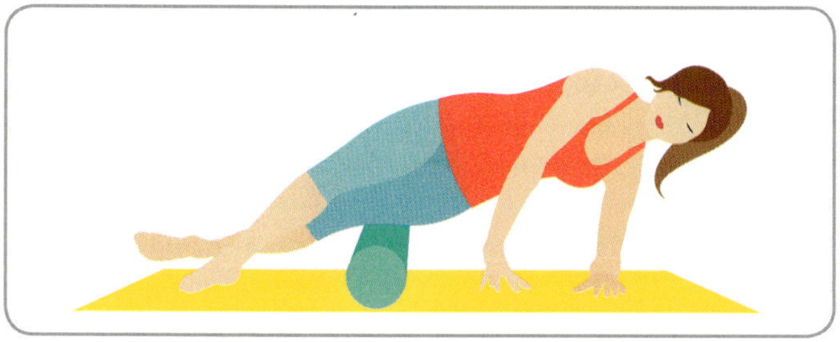

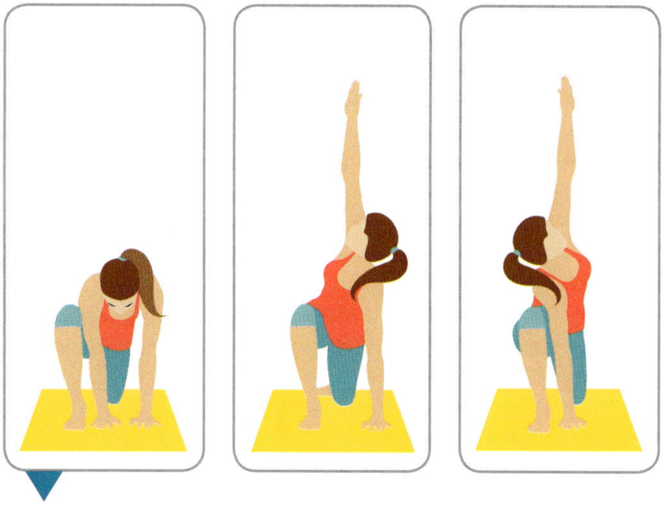

Hüftbeuger dehnen

Ausgangsposition
- Kniestand.
- Das rechte Bein ist vorn, das Knie bildet einen rechten Winkel.
- Das linke Knie liegt weit hinter der Hüfte auf dem Boden.
- Beide Hände sind links neben dem rechten Fuß aufgesetzt.
- Den Kopf zunächst noch hängen lassen.

Ausführung
- Den rechten Arm so weit wie möglich nach oben strecken, der Blick folgt der Hand.
- Dann den Arm wieder senken ...
- ... und den linken Arm nach oben strecken.
- Im Wechsel bleiben.
- Anschließend die Beine wechseln.

- 5 Wiederholungen pro Seite mit einer kurzen Pause nach den Wiederholungen.

Schwünge, Sprünge, Federungen

WORKOUT 8

Beckenkreisen

Ausgangsposition

- Vierfüßlerstand.
- Die Hände sind in Höhe der Schultern aufgestützt.
- Das Kinn ist leicht zur Brust geneigt,
- der Kopf bildet die Verlängerung der Wirbelsäule.

Ausführung

- Langsam mit dem Becken kreisen,
- dabei den Rücken abwechselnd zu einem Katzenbuckel runden ...
- ... und wieder strecken.
- Den Kopf in der Bewegung vorsichtig mitführen, ohne zu viel nachzudenken.
- Die Richtung zwischendurch wechseln oder abwechselnd kleine und große Kreise mit dem Becken durchführen.

- 30 Sekunden trainieren.

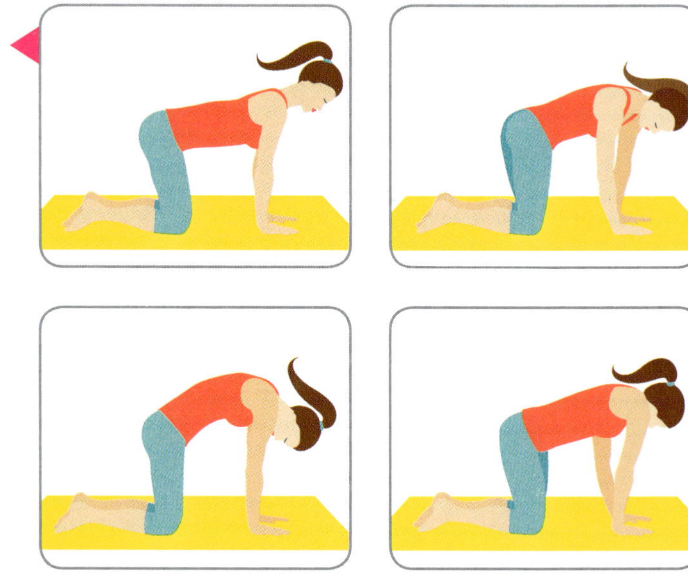

Rumpfbeuge mit Pendeln

Ausgangsposition

- Aufrechter Stand.
- Die Beine sind weit geöffnet.
- Die Arme hängen locker neben dem Körper.

Ausführung

- Langsam den Oberkörper nach vorn abrollen, dabei die Beine beugen – aber es sollte noch eine Dehnung in der Beinrückseite spürbar sein.
- Die Unterarme locker übereinanderlegen, mit den Händen die Ellbogen umfassen.
- Den Oberkörper, die Arme und den Kopf völlig locker hängen lassen ...
- ... und dann ohne Krafteinsatz von rechts nach links ...
- ... und wieder zurück pendeln.

- 30 Sekunden pendeln.

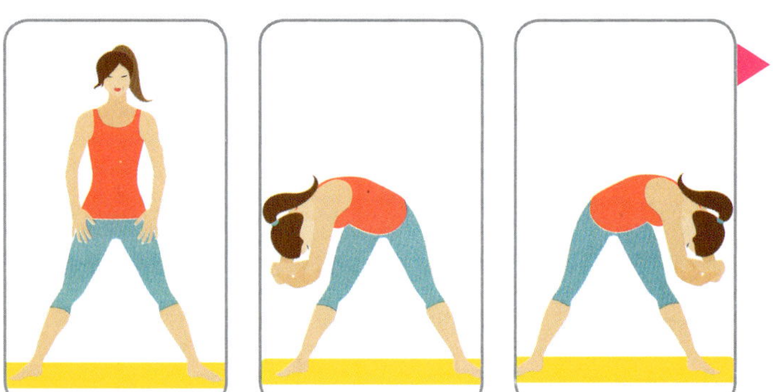

Schwingen in die Sumohocke

Material: 1 Wasserflasche (oder Gewichtsmanschette)

Ausgangsposition

- Weiter Grätschstand.
- Beine und Füße sind nach außen gedreht. (Dabei die Knie aktiv nach hinten ziehen, damit sie in der Bewegung nicht nach vorn ausbrechen.)
- Das Gewicht liegt in der rechten Hand, der rechte Arm ist nach oben gestreckt.
- Die linke Hand liegt locker auf dem Oberschenkel.
- Der Oberkörper ist gerade, die Schultern sind über dem Becken.

Ausführung

- Den Oberkörper etwas nach links neigen, dabei den rechten Arm weiter strecken, sodass sich ein größerer Abstand zwischen rechter Hüfte und Achsel ergibt und eine deutliche Dehnung in der Seite einstellt.
- Dann in einer fließenden Bewegung den Oberkörper erst wieder aufrichten,
- den rechten Arm regelrecht nach unten fallen lassen, mit dem Oberkörper folgen ...
- ... und den Arm dann weiter vor dem Körper zur Seite schwingen lassen.
- Die Beine dabei beugen.
- Dann die Beine wieder strecken und den Arm zurück nach oben schwingen, den Oberkörper wieder zur Seite neigen.
- Anschließend die Seiten wechseln.

- 10 Wiederholungen pro Seite mit einer kurzen Pause nach den Wiederholungen.

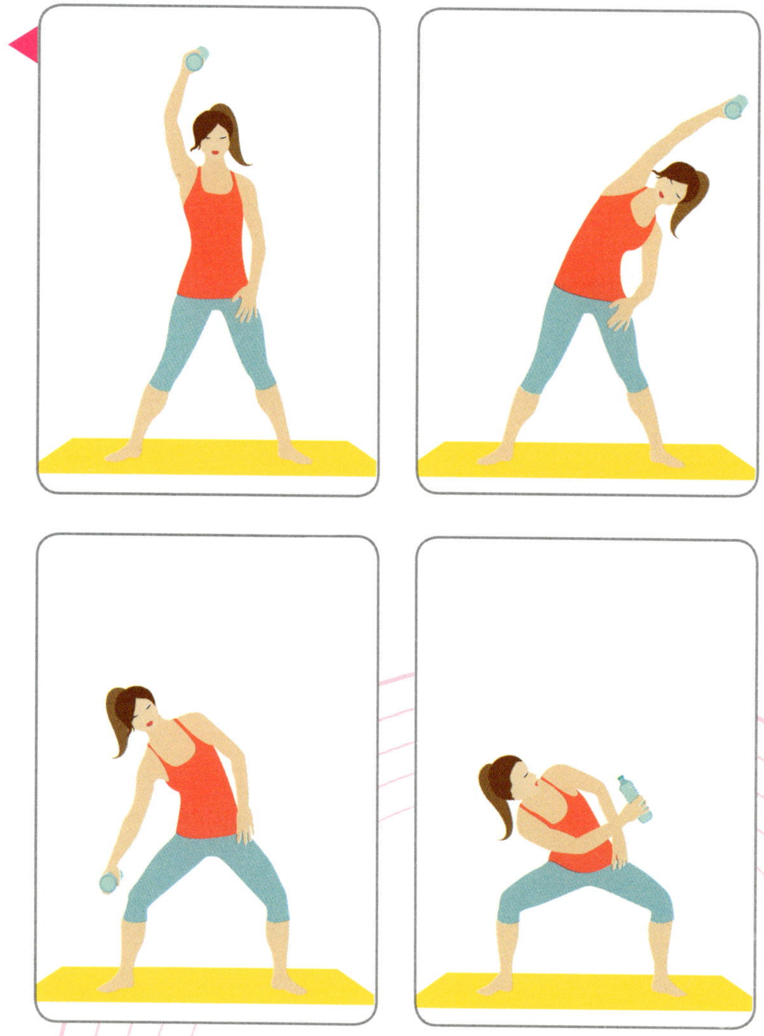

Selbstmassage mit Rolle und Ball

WORKOUT 16

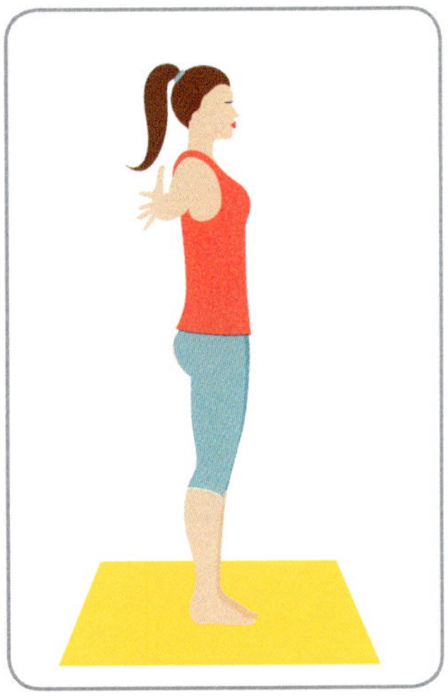

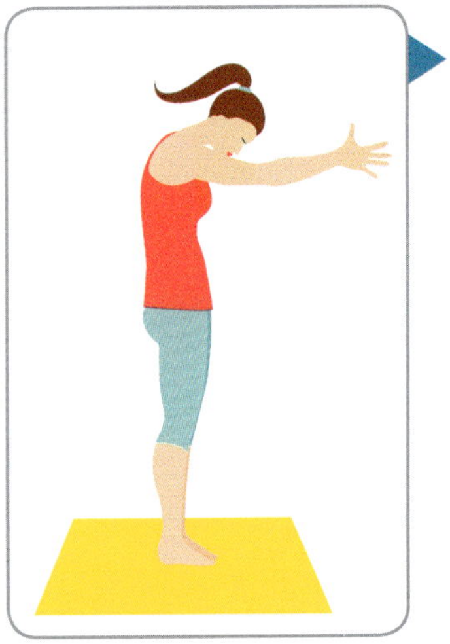

Brustöffner

Ausgangsposition
- Stabiler Stand, die Arme sind zur Seite ausgestreckt.
- Die Finger sind gestreckt und gespreizt.

Ausführung
- Tief einatmen, die Finger noch weiter weg vom Rumpf strecken und den Brustkorb heben.
- Beim Ausatmen die Arme gestreckt vor dem Körper auf Brusthöhe zusammenführen und den Blick zum Bauchnabel wenden.
- Den Bauchnabel tief nach innen zur Wirbelsäule ziehen und den Rücken runden.
- Dabei ziehen die Fingerspitzen nach vorn und die Brust nach hinten.

- 10 bis 15 Wiederholungen mit einer kurzen Pause nach den Wiederholungen.

Rumpfvorderseite

Material: Rolle

Ausgangsposition
- Rückenlage.
- Die Füße sind aufgestellt.
- Die Rolle liegt etwa in der Höhe der Schulterblätter unter dem Rücken; der Rücken ist an die Rolle gelehnt.
- Die Hände liegen am Hinterkopf.

Ausführung
- Den Oberkörper vorsichtig weiter nach hinten lehnen.
- Den Kopf in der Bewegung mitführen, aber nicht nach hinten fallen lassen.
- Der Kopf ruht in den Händen.
- Tief einatmen und dabei den Brustkorb heben, sodass sich die Rippen etwas nach außen bewegen.
- Den Bauchnabel tief nach innen halten.
- Beim Ausatmen darauf achten, dass sich die Rippen und der Brustkorb wieder absenken.

- 5 Atemzüge nach hinten gelehnt liegen bleiben.

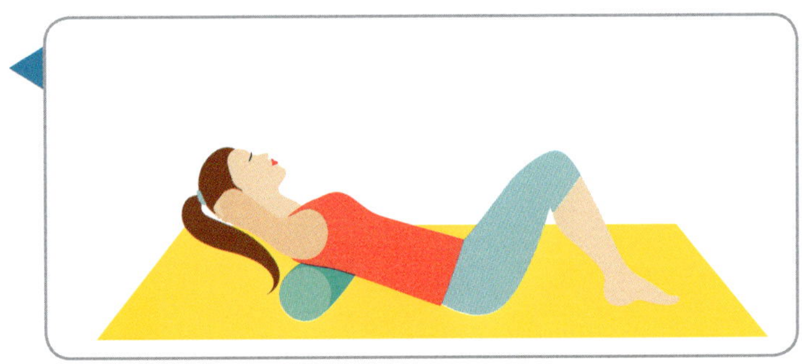

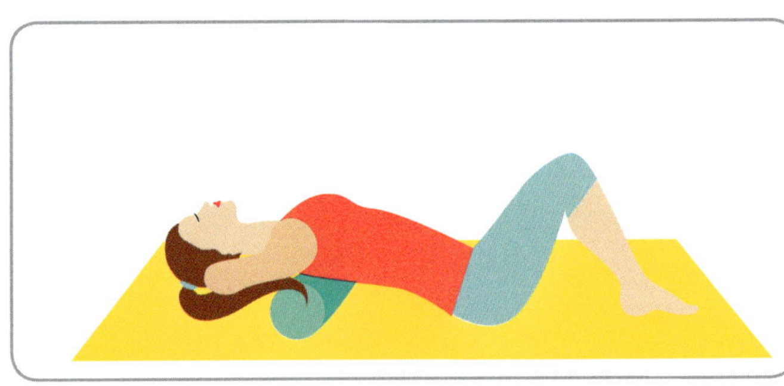

Gesamter Rumpf

Material: Rolle

Ausgangsposition

- Fersensitz.
- Die Rolle liegt vor dem Körper, die Hände liegen flach auf der Rolle, die Arme sind ausgestreckt.
- Der Kopf liegt zwischen den Armen.
- Der Rücken ist lang und gestreckt.

Ausführung

- Nun tief einatmen, dabei den Rücken runden und dadurch die Rolle zum Körper heranziehen.
- Das Kinn geht mit zur Brust.
- Die Arme bleiben lang.
- Beim Ausatmen den Rücken wieder strecken und die Rolle zurück nach vorn bewegen.

- 10 Wiederholungen mit einer kurzen Pause nach den Wiederholungen.

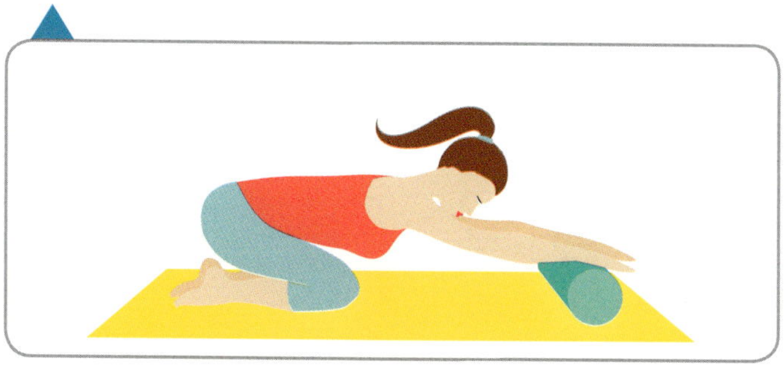

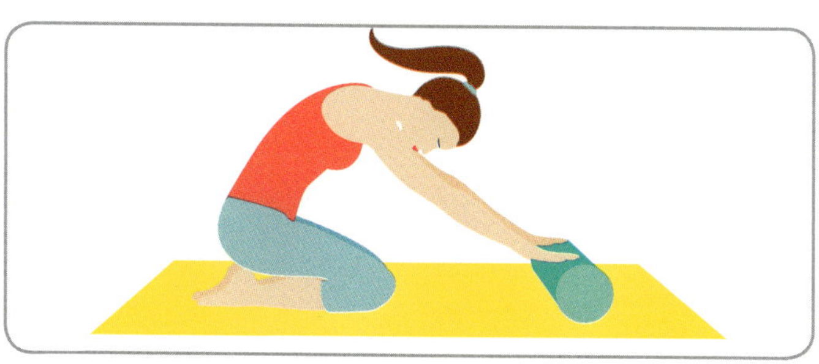

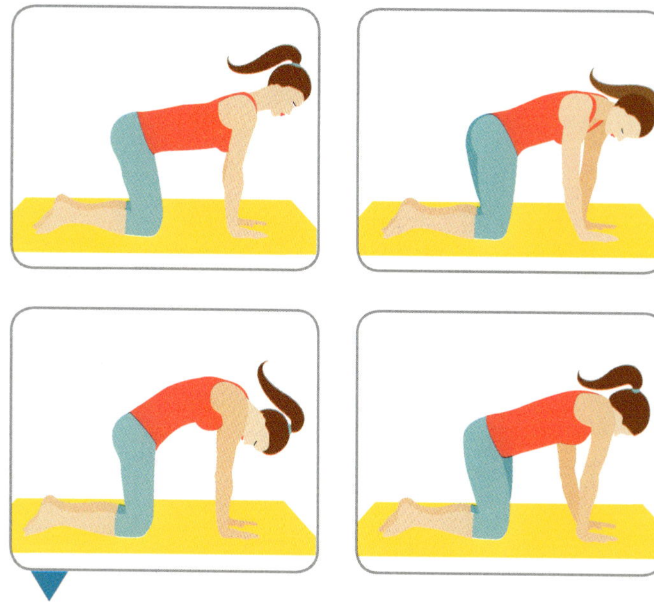

Beckenkreisen

Ausgangsposition

- Vierfüßlerstand.
- Die Hände sind in Höhe der Schultern aufgestützt.
- Das Kinn ist leicht zur Brust geneigt,
- der Kopf bildet die Verlängerung der Wirbelsäule.

Ausführung

- Langsam mit dem Becken kreisen,
- dabei den Rücken abwechselnd zu einem Katzenbuckel runden ...
- ... und wieder strecken.
- Den Kopf in der Bewegung vorsichtig mitführen, ohne zu viel nachzudenken.
- Die Richtung zwischendurch wechseln oder abwechselnd kleine und große Kreise mit dem Becken durchführen.

- 30 Sekunden trainieren.

Übung für die Faszien

WORKOUT 8

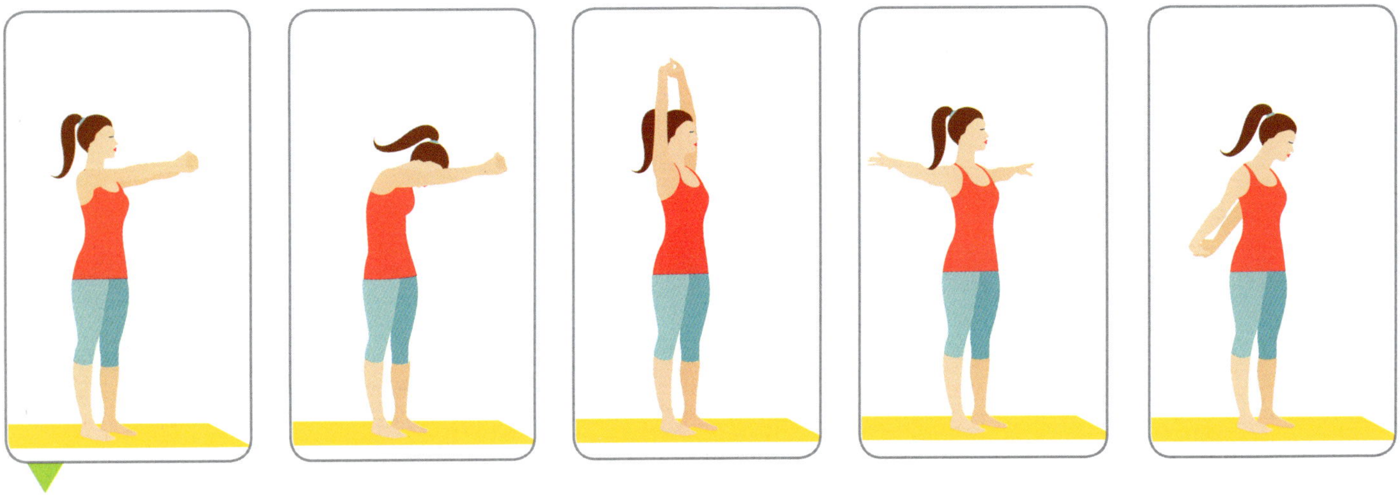

Dehnen des Rumpfes

Ausgangsposition

- Stabiler Stand.
- Die Arme sind nach vorn ausgestreckt und auf Brusthöhe angehoben.
- Die Hände sind ineinander verschränkt, sodass beide Handflächen nach vorn zeigen.

Ausführung

- Einatmen.
- Beim Ausatmen die Hände weiter nach vorn schieben ...
- ... dabei den Kopf zur Brust ziehen und den Oberkörper runden, ohne ihn jedoch zu weit nach vorn abzuneigen.
- Handflächen und Brustkorb sind so weit wie möglich voneinander entfernt, sodass eine Dehnung zwischen den Schulterblättern spürbar wird.
- Beim erneuten Einatmen die Arme nach oben über den Kopf führen.
- Der Blick folgt den Händen.
- Beim nächsten Einatmen die Arme öffnen, in einem großen Kreis erst nach unten und dann hinter den Körper führen.
- Dort die Hände wieder ineinander verschränken.
- Beim Ausatmen die Schultern zurückziehen, die Brust heben, den Bauchnabel aber nach innen halten.
- Der Blick ist zum Bauchnabel gerichtet.
- Mit dem nächsten Einatmen den Ablauf von vorn beginnen.

- 8 Wiederholungen mit einer kurzen Pause nach den Wiederholungen.

Frontallinie

Kniestand

Material: Rolle

Ausgangsposition
- Kniestand.
- Der rechte Fuß steht vorn.
- Das linke Knie ist weit hinter der Hüfte abgesetzt.
- Die Rolle wird mit beiden Händen gehalten.
- Die Arme sind nach vorn ausgestreckt.
- Der Rücken ist gerade, der Blick nach vorn gerichtet.

Ausführung
- Die Arme gestreckt zunächst nach oben ...
- ... und dann wieder nach vorn führen. Gleichzeitig den Oberkörper absenken, bis der Bauch auf dem Oberschenkel liegt.
- Die Rolle kann kurz den Boden berühren.
- Der Bauchnabel bleibt nach innen gerichtet.
- Anschließend die Beine wechseln und den Ablauf wiederholen.

- 8 Wiederholungen pro Seite mit einer kurzen Pause nach den Wiederholungen.

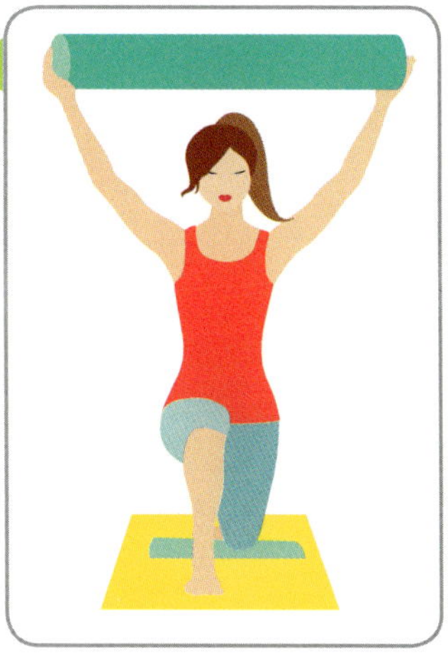

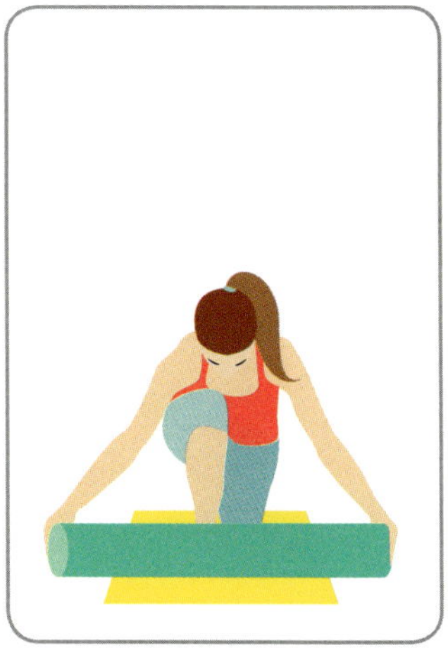

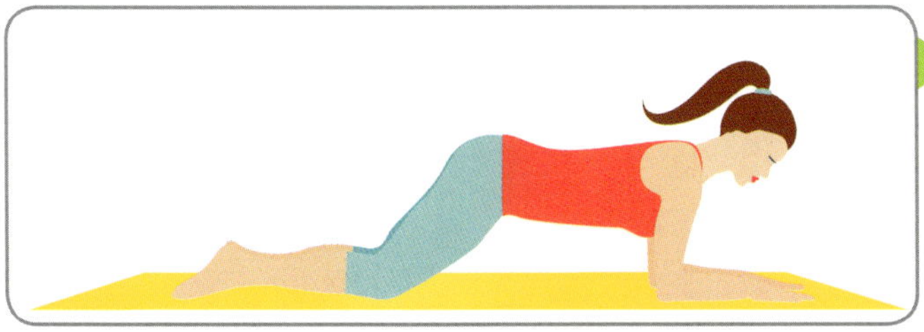

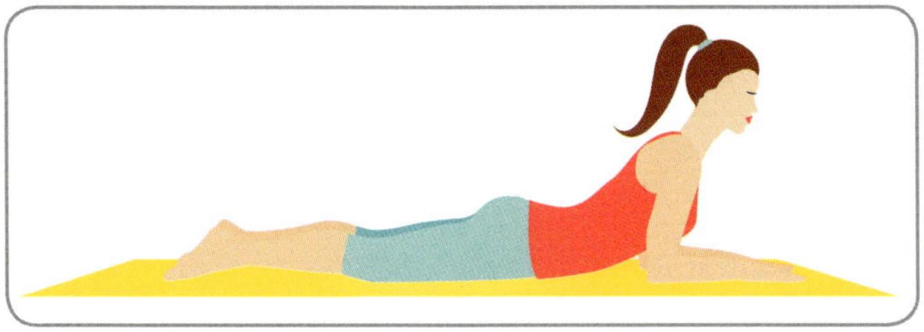

Unterarmstütz

Ausgangsposition
- Unterarmstütz.
- Die Ellbogen sind unter den Schultern.
- Die Unterarme liegen flach auf dem Boden.
- Die Knie sind unter der Hüfte.
- Die Füße liegen mit dem Fußrücken auf dem Boden.

Ausführung
- Mit dem Becken in Richtung Boden abrollen und gleichzeitig die Brust ein wenig heben.
- Damit sollte schon eine leichte Dehnung im Bauchbereich spürbar sein.
- Nun den Blick etwas nach vorn oben heben,
- den Kopf aber nicht in den Nacken legen.
- Den Oberkörper langsam ablegen und anschließend erneut anheben.

- 10 Wiederholungen mit einer kurzen Pause nach den Wiederholungen.

Selbstmassage mit Rolle und Ball

WORKOUT 17

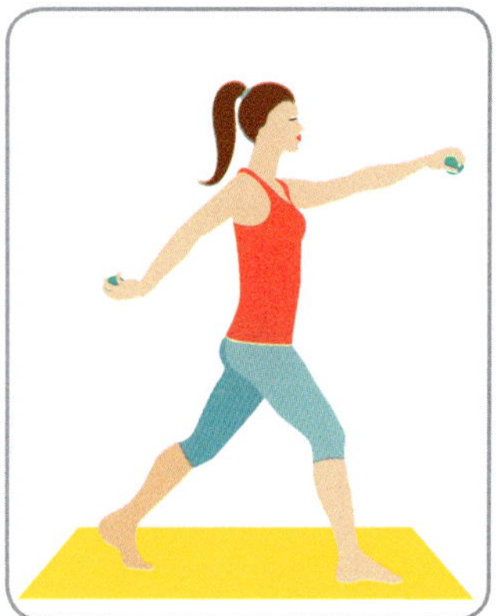

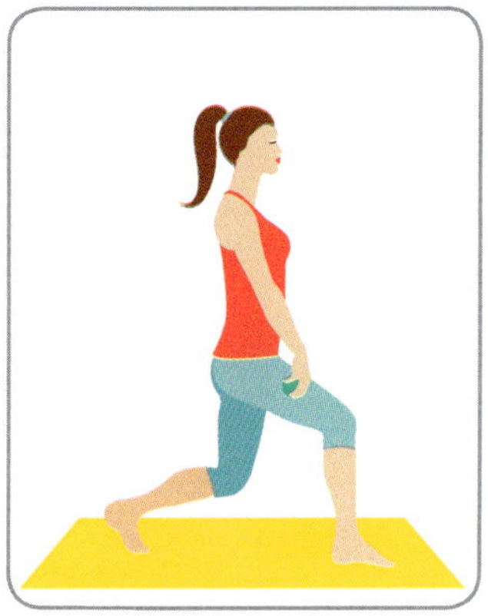

Armschwung

Material: 2 Trigger- oder Tennisbälle

Ausgangsposition
- Ausfallschritt.
- Beide Beine sind ganz leicht gebeugt.
- Die hintere Ferse ist vom Boden gelöst.
- Beide Füße zeigen nach vorn.
- In jeder Hand liegt ein Ball.
- Der linke Arm ist nach vorn ausgestreckt, der rechte Arm nach hinten.

Ausführung
- Gleichzeitig den hinteren Arm nach vorn und den vorderen Arm nach hinten schwingen.
- Während des Schwingens die Beine beugen ...
- ... und wieder strecken, sobald die Arme die neue Position erreicht haben.
- Dann die Arme wieder zurückschwingen, dabei die Beine wieder beugen.
- Im Wechsel bleiben.
- Nach 30 Sekunden die Beine wechseln.

- 30 Sekunden pro Seite trainieren.

Brust/Schulter

Material: Rolle

Ausgangsposition
- Vierfüßlerstand.
- Die rechte Schulter liegt auf der Rolle.
- Der Kopf ist nach rechts gedreht.
- Der linke Unterarm liegt auf dem Boden.

Ausführung
- Langsam und vorsichtig erst in Richtung Brustansatz rollen ...
- ... und dann wieder zurück.
- Der Bewegungsraum ist hier sehr gering, daher sind die Bewegungen eher klein.

- 20 bis 30 Sekunden pro Seite massieren.

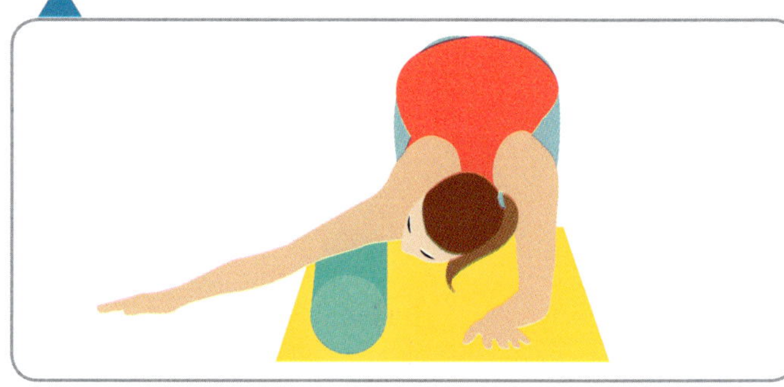

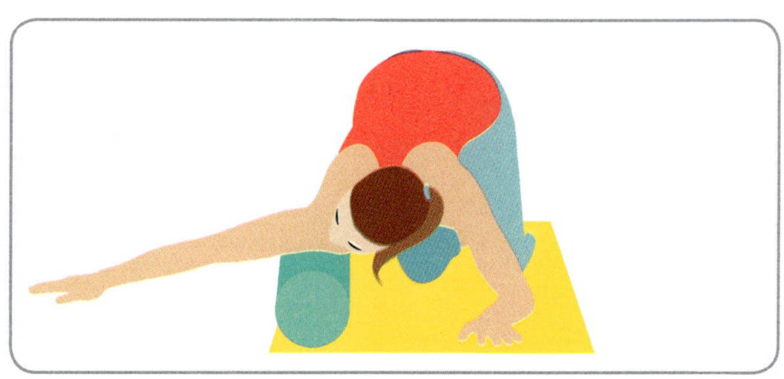

Trizeps

Material: Rolle

Ausgangsposition
- Vierfüßlerstand.
- Die Rolle liegt zwischen den Armen.
- Die Arme sind gestreckt und der Hals ist lang.

Ausführung
- Nun den linken Arm unter dem rechten hindurchführen und mit der Oberarmrückseite auf der Rolle ablegen.
- Den Kopf leicht nach links drehen.
- Den Arm jetzt vor und zurückführen, sodass er vom Ellbogen bis zur Schulter über die Rolle gleitet.
- Anschließend die Arme wechseln.

- 20 bis 30 Sekunden pro Seite massieren.

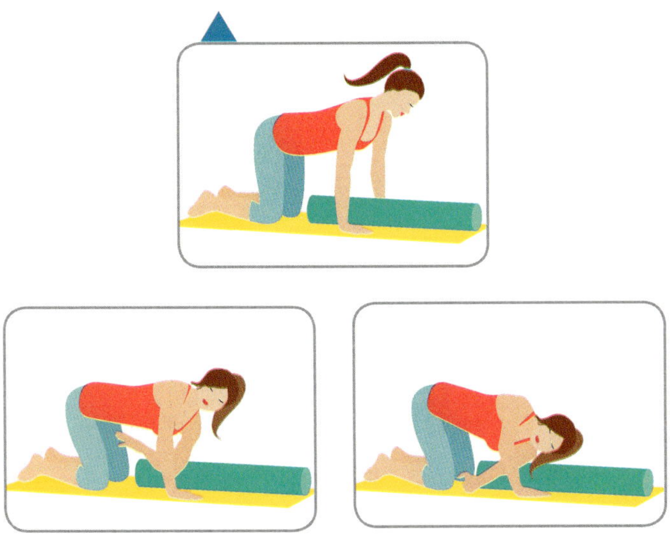

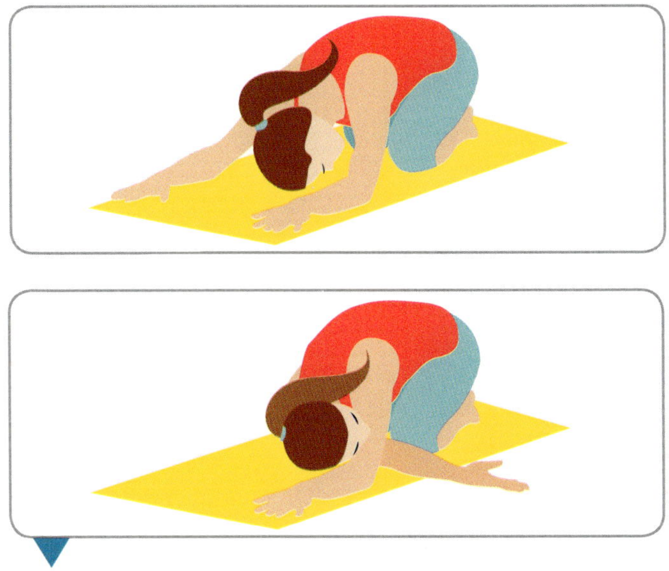

Brust/Schulter dehnen

Ausgangsposition
- Aus dem Vierfüßlerstand den Po nach hinten schieben und über den Füßen ablegen.
- Die Arme vor dem Körper ausstrecken und ablegen.
- Die Stirn berührt den Boden.

Ausführung
- Den rechten Arm unter der linken Achsel durchführen und mit dem Handrücken auf dem Boden ablegen.
- Die rechte Schulter und der Kopf folgen der Bewegung.
- Den Arm dann langsam zurückholen und in einer fließenden Bewegung, ohne den Arm abzulegen, zur anderen Seite austrecken.
- Die Hand flach auf den Boden legen.
- Die rechte Schulter in Richtung Boden drehen, bis ein Dehneffekt in der rechten Brust spürbar ist.
- Der Kopf ist zur Brust geneigt. Der Po hebt sich dabei.

- 5 Wiederholungen pro Seite mit einer kurzen Pause nach den Wiederholungen.

Schwünge, Sprünge, Federungen

WORKOUT 9

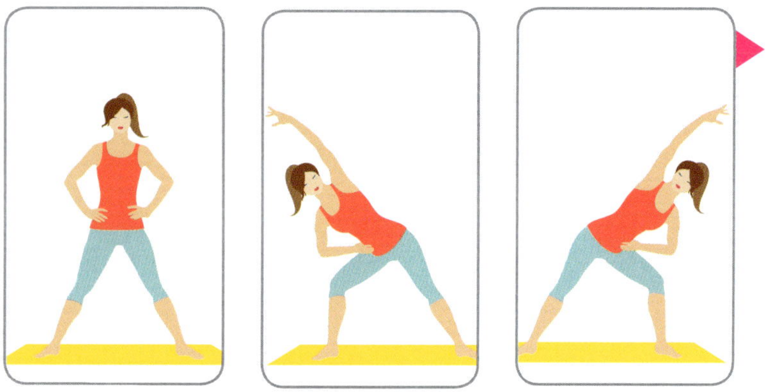

Seitenwechsel

Ausgangsposition
- Weiter Grätschstand.
- Die Fußspitzen sind nach außen gedreht.
- Die Hände sind in die Hüfte gestützt.

Ausführung
- Das rechte Bein leicht beugen, den Oberkörper dabei zum Bein neigen.
- Die Brust zeigt weiter nach vorn.
- Es sollte eine angenehme Dehnung in der Taille spürbar werden.
- Den Oberkörper wieder langsam zu Mitte zurückbewegen …
- … und die gleiche Bewegung in die andere Richtung durchführen.
- Darauf achten, dass das Bein nur leicht gebeugt und nicht zu weit über den Fuß geschoben wird.

- 10 Wiederholungen im Wechsel mit einer kurzen Pause nach den Wiederholungen.

Beinschwingen frontal

Material: Rolle oder Stuhl

Ausgangsposition
- Stabiler Stand.
- Die Rolle steht aufrecht links neben dem Körper.
- Die linke Hand ist auf die Rolle gestützt.
- Der rechte Arm ist zur Seite ausgestreckt.

Ausführung
- Das rechte Bein nach vorn schwingen, dabei leicht anwinkeln.
- Gleichzeitig mit dem linken Bein auf die Zehenspitzen gehen.
- Dann das rechte Bein zurückschwingen und dabei die Dehnung bzw. die Vorspannung in der Frontalfaszie im Beckenbereich spüren.
- Im Bewegungsfluss bleiben und das Bein direkt wieder nach vorn oben schwingen.
- Anschließend die Seiten wechseln.

- 30 Sekunden pro Seite trainieren.

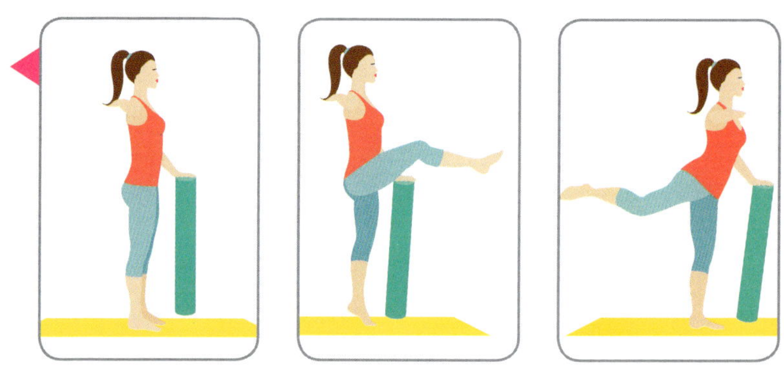

Beinschwingen seitlich

Material: Stuhl

Ausgangsposition

- Stabiler Stand vor einem Stuhl.
- Die Fingerspitzen liegen auf der Lehne, die Arme sind dabei fast gestreckt.

Ausführung

- Das rechte Bein zur Seite heben, ...
- ... dann anwinkeln und gleichzeitig schwungvoll unter den Armen hindurch in Richtung Brust schwingen.
- Dabei den Oberkörper runden.
- Dann das Bein wieder zurück zur Seite schwingen und den Oberkörper strecken.
- Anschließend die Seiten wechseln.

- 30 Sekunden pro Seite trainieren.

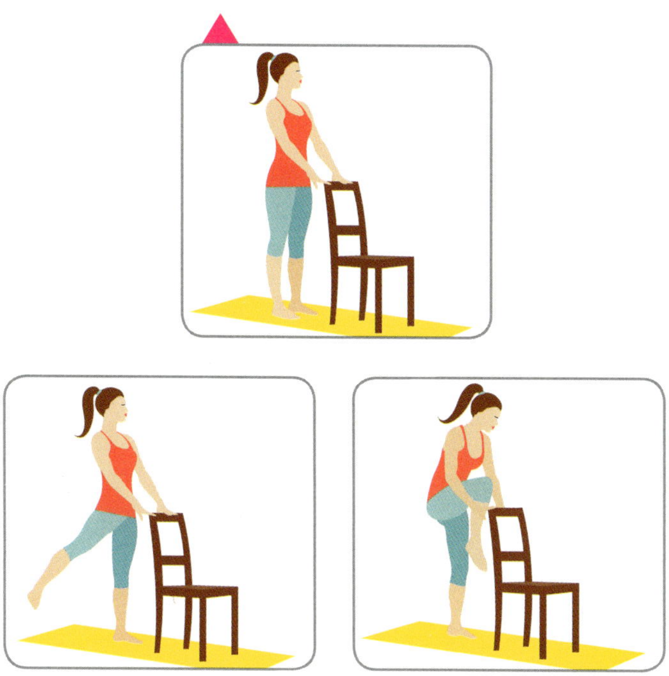

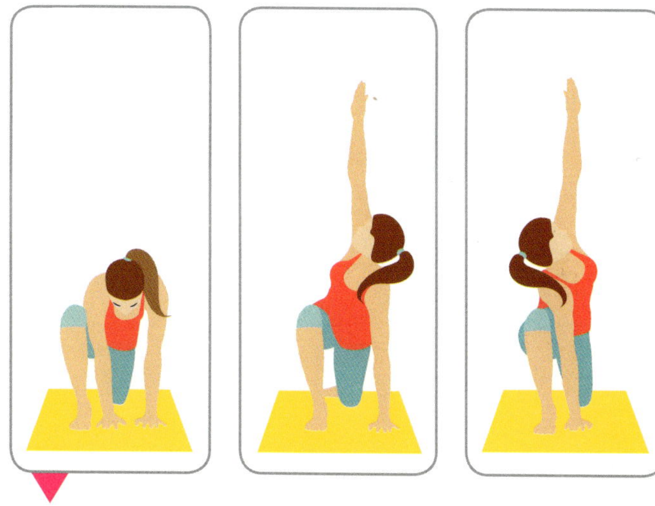

Hüftbeuger dehnen

Ausgangsposition

- Kniestand.
- Das rechte Bein ist vorn, das Knie bildet einen rechten Winkel.
- Das linke Knie liegt weit hinter der Hüfte auf dem Boden.
- Beide Hände sind links neben dem rechten Fuß aufgesetzt.
- Den Kopf zunächst noch hängen lassen.

Ausführung

- Den rechten Arm so weit wie möglich nach oben strecken, der Blick folgt der Hand.
- Dann den Arm wieder senken ...
- ... und den linken Arm nach oben strecken.
- Im Wechsel bleiben.
- Anschließend die Beine wechseln.

- 5 Wiederholungen pro Seite mit einer kurzen Pause nach den Wiederholungen.

Selbstmassage mit Rolle und Ball

WORKOUT 18

Zehenspitzenstand

Ausgangsposition
- Stabiler Stand.
- Die Beine sind ganz leicht geöffnet.
- Die Hände sind in die Hüfte gestützt.

Ausführung
- Die Fersen heben und langsam das Gewicht auf die Zehenspitzen verlagern.
- Dann die Fersen wieder zum Boden führen, das Gewicht nun auf die Fersen verlagern und die Fußspitzen anziehen.
- Den Ablauf wiederholen und mit dem Blick einen Fixpunkt suchen. So kann die Bewegung besser kontrolliert werden.

- 20 Sekunden trainieren.

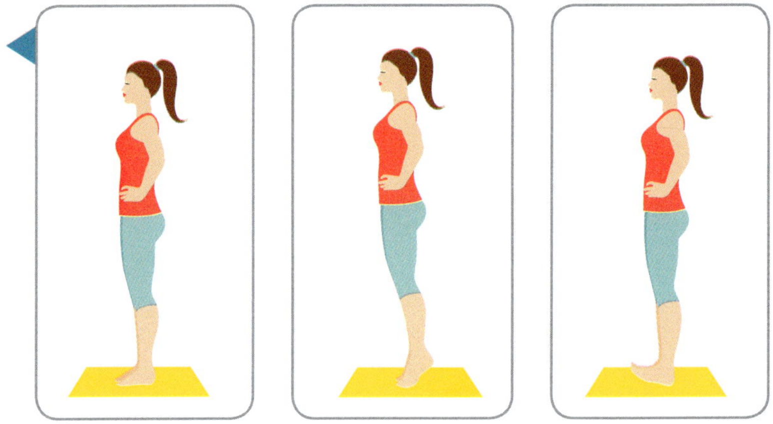

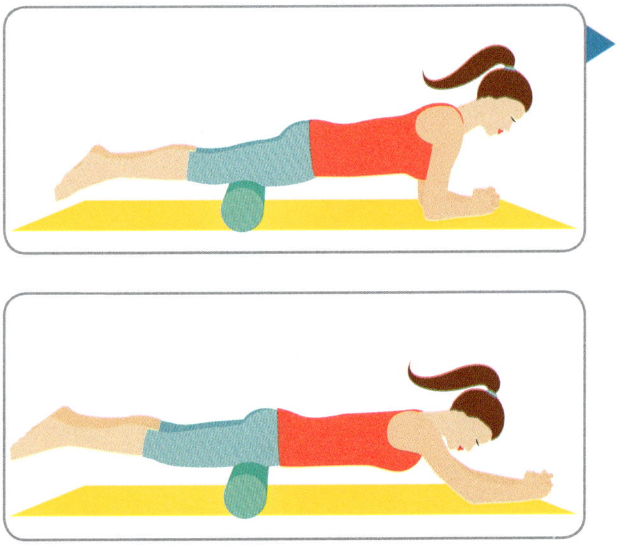

Oberschenkel vorn

Material: Rolle

Ausgangsposition
- Unterarmstütz.
- Die Unterarme liegen flach auf dem Boden.
- Die Ellbogen sind unter den Schultern.
- Die Rolle liegt unter den Oberschenkeln, etwas oberhalb der Knie.
- Die Halswirbelsäule ist gestreckt.

Ausführung
- Mit den Unterarmen nun den Körper vor- und zurückbewegen, sodass sich die Rolle vom Knieansatz bis hoch in Richtung Becken mitbewegt.
- Dabei darauf achten, dass der Bauch nicht durchhängt, sondern den Po eher oben halten und den Bauchnabel wieder tief nach innen ziehen.

- 20 bis 30 Sekunden massieren.

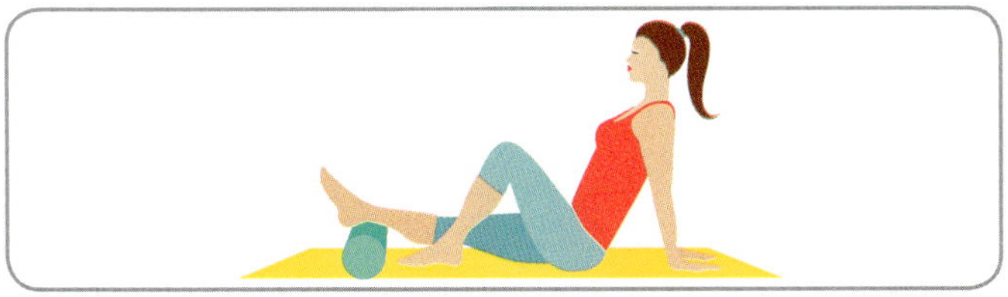

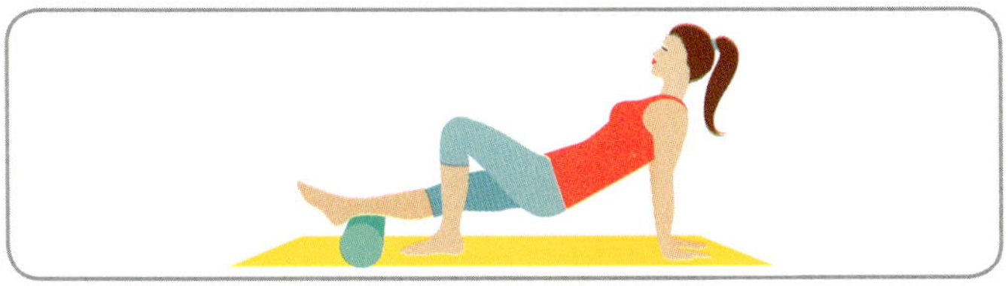

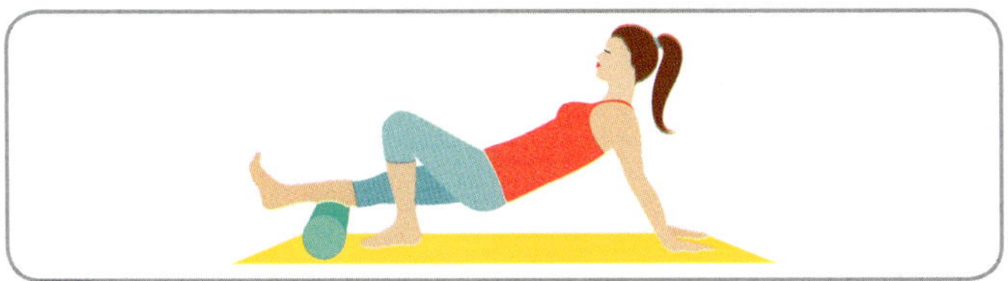

Wade

Material: Rolle

Ausgangsposition
- Sitz auf dem Boden.
- Der Rücken ist aufgerichtet, die Hände sind hinter dem Körper aufgestützt. Die Arme sind gestreckt.
- Das rechte Bein ist nach vorn ausgestreckt, die Wade liegt auf der Rolle. Das andere Bein ist aufgestellt.

Ausführung
- Den Po anheben und den Körper nach vorn schieben ...
- ... und so das Bein vom Achillessehnenansatz bis zur Kniebeuge über die Rolle bewegen.
- Mit dem Standbein entsprechend nachrutschen. Die Spannung im Stütz halten.
- Der Hals ist lang, der Kopf weit weg von den Schultern.

- 20 bis 30 Sekunden pro Seite massieren.

Beinrückseite dehnen 1

Ausgangsposition
- Kniestand.
- Das rechte Bein ist im rechten Winkel gebeugt und vor dem Körper aufgestellt.
- Das linke Knie ist weit hinter der Hüfte aufgesetzt, sodass schon eine leichte Dehnung in der rechten, vorderen Hüftregion fühlbar ist.

Ausführung
- Beide Hände links und rechts neben dem vorderen Fuß auf dem Boden absetzen.
- Den Kopf locker hängen lassen.
- Das rechte Bein strecken, die Fußspitze anziehen und den Po zurückschieben.
- Im linken Knie entsteht ein rechter Winkel.
- Dann das vordere Bein wieder beugen.
- Den gesamten Ablauf fünfmal langsam durchführen.
- Anschließend die Beine wechseln.

- 5 Wiederholungen pro Seite mit einer kurzen Pause nach den Wiederholungen.

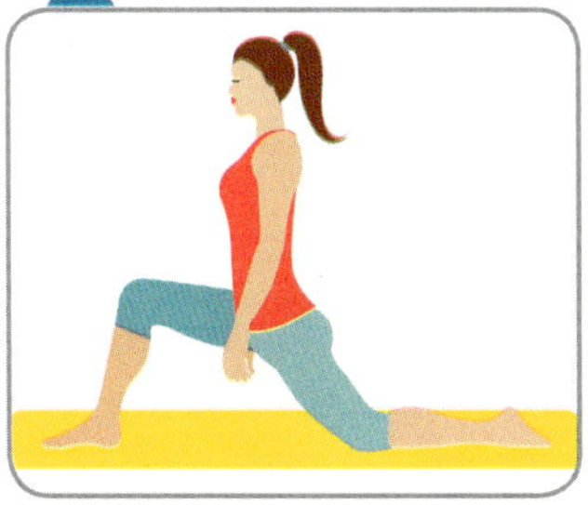

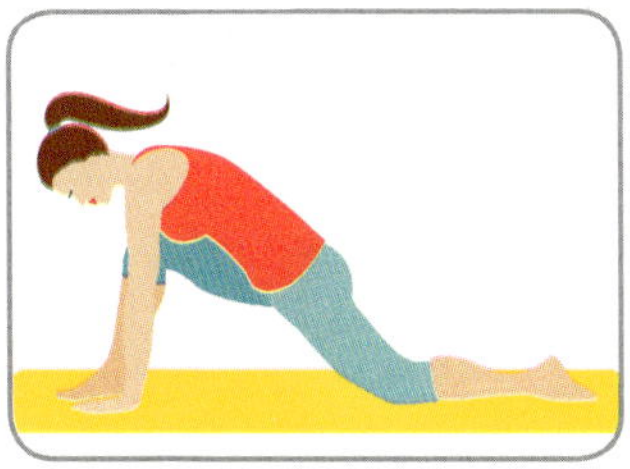

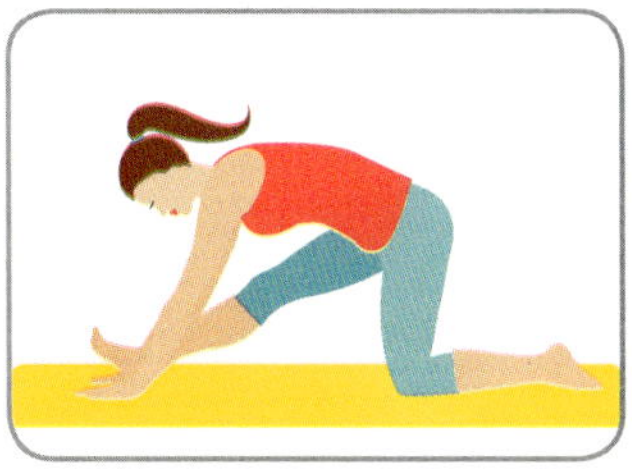

Übung für die Faszien

WORKOUT 9

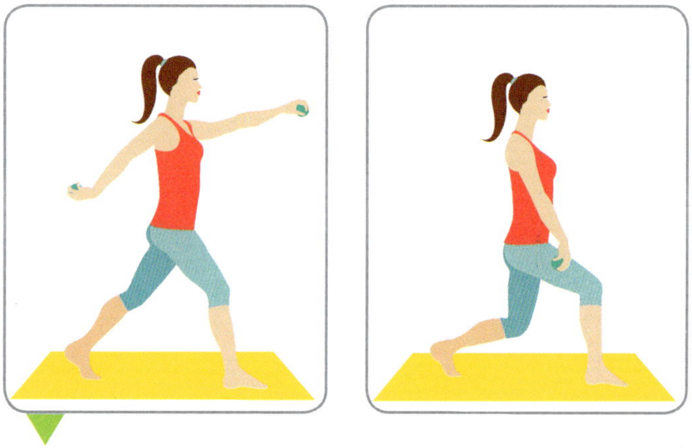

Armschwung

Material: 2 Trigger- oder Tennisbälle

Ausgangsposition

- Ausfallschritt.
- Beide Beine sind ganz leicht gebeugt.
- Die hintere Ferse ist vom Boden gelöst.
- Beide Füße zeigen nach vorn.
- In jeder Hand liegt ein Ball.
- Der linke Arm ist nach vorn ausgestreckt, der rechte Arm nach hinten.

Ausführung

- Gleichzeitig den hinteren Arm nach vorn und den vorderen Arm nach hinten schwingen.
- Während des Schwingens die Beine beugen ...
- ... und wieder strecken, sobald die Arme die neue Position erreicht haben.
- Dann die Arme wieder zurückschwingen, dabei die Beine wieder beugen.
- Im Wechsel bleiben.
- Nach 30 Sekunden die Beine wechseln.

- 30 Sekunden pro Seite trainieren.

Paddelzug

Material: Rolle

Ausgangsposition

- Ausgangsposition ist der Ausfallschritt.
- Die hintere Ferse steht fest auf dem Boden, das vordere Bein ist gebeugt.
- Die Rolle liegt in beiden Händen.
- Die Arme sind gestreckt über den Kopf gehoben.
- Der Oberkörper ist gerade und aufrecht.

Ausführung

- Nun die Rolle zur Seite und neben den Körper führen – so, als würde man ein Paddel ins Wasser tauchen und durchziehen.
- Diesen „Paddelzug“ komplett durchführen, also eine Kreis beschreiben, bis die Arme wieder gestreckt über dem Kopf sind.
- Anschließend die Beine wechseln.

- 8 Wiederholungen pro Seite mit einer kurzen Pause nach den Wiederholungen.

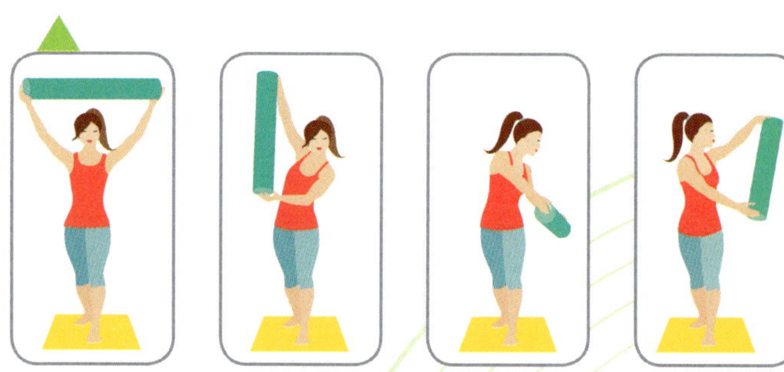

Rotation mit Fitnessband

Material: Fitnessband

Ausgangsposition
- Ausfallschritt.
- Die hintere Ferse steht fest auf dem Boden, das vordere Bein ist leicht gebeugt.
- Das Band liegt schulterbreit in den Händen,
- die Arme sind nach vorn ausgestreckt.
- Der Oberkörper ist nach rechts gedreht.
- Die Schultern sind über dem Becken.

Ausführung
- Den rechten Arm weiter nach hinten bewegen und dadurch am Band ziehen.
- Kopf und Schultergürtel soweit wie möglich ebenfalls nach rechts bewegen.
- Das Becken bleibt fest und der Oberkörper gerade.
- Anschließend die Seiten wechseln.

- 10 Wiederholungen mit einer kurzen Pause nach den Wiederholungen.

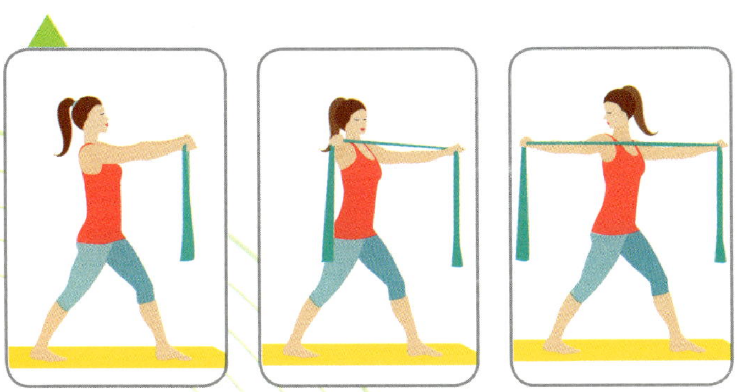

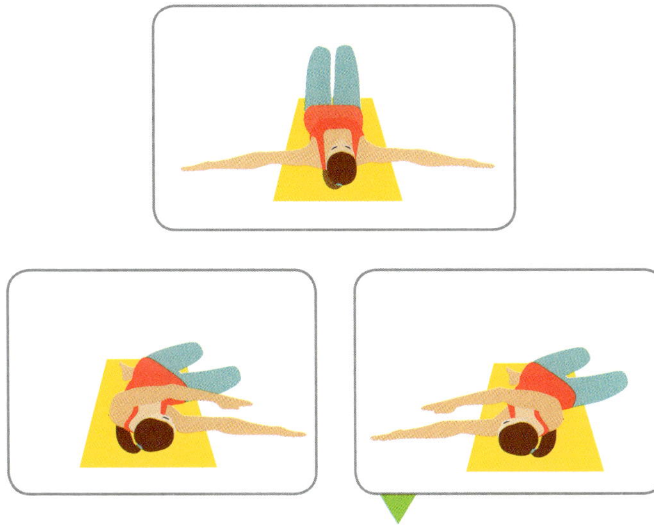

Brustwirbelsäule mobilisieren

Ausgangsposition
- Rückenlage.
- Die Arme sind gestreckt zur Seite abgelegt, die Handflächen zeigen nach oben.
- Die Beine sind aufgestellt.

Ausführung
- Beide Beine vorsichtig nach rechts drehen.
- Die Knie und Füße können sich lösen und möglichst locker liegen bleiben.
- Nun den Kopf langsam nach rechts drehen, den linken Arm mitnehmen und ihn so weit wie möglich zum rechten Arm führen.
- Dann den Arm wieder zurückführen.
- Nun die Arme wechseln, also den rechten Arm zum linken führen, dabei den Kopf mitdrehen.
- Anschließend die Beine zur anderen Seite drehen und die Übung noch einmal ausführen.

- 20 bis 30 Sekunden pro Seite dehnen.

Selbstmassage mit Rolle und Ball

WORKOUT 19

Twist-Jump

Ausgangsposition
- Aufrechter Stand.
- Die Füße sind fast geschlossen.
- Die Arme sind angewinkelt und in Brusthöhe angehoben.
- Die Unterarme liegen locker übereinander,
- die Hände liegen an den Ellbogen.

Ausführung
- Nun – zunächst leicht federnd – die Füße abwechselnd nach rechts und links bewegen, dabei gleichzeitig den Oberkörper in die jeweils entgegengesetzte Richtung drehen, sodass eine Art „Verwringung" im Oberkörper entsteht.
- Wenn also Becken und Füße nach links drehen,
- bewegen sich die Schultern und die Ellbogen leicht nach rechts – und umgekehrt.
- Die Bewegung erst so weich wie möglich ausführen,
- dann kraftvollere Sprünge machen.

- 30 Sekunden trainieren.

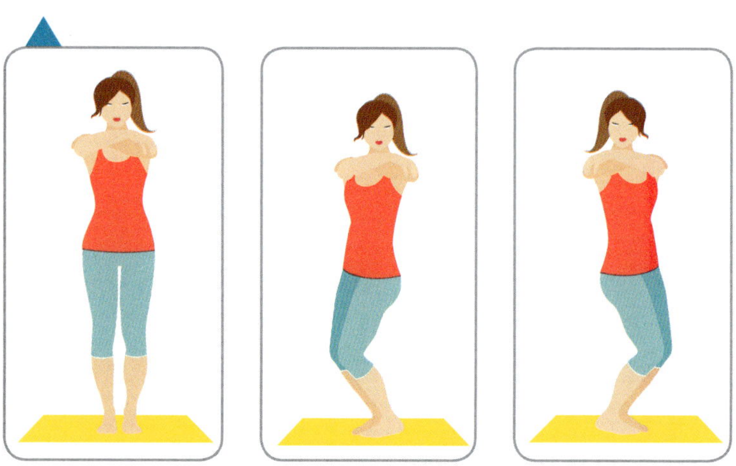

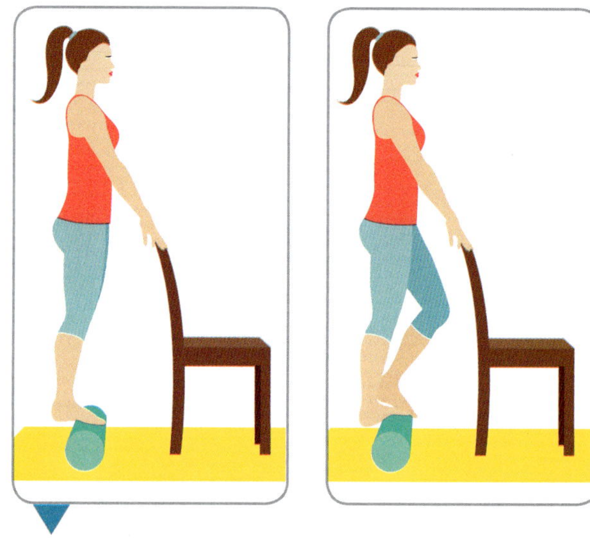

Fuß/Wade

Material: Rolle, Stuhl

Ausgangsposition
- Stand auf der Rolle.
- Die Rolle liegt auf dem Boden.
- Beide Füße stehen auf der Rolle, die Fersen stehen hinten über.
- Dabei mit den Händen an einem Stuhl (oder an einer Wand) festhalten.

Ausführung
- Die Fersen nun abwechselnd langsam nach unten zum Boden ziehen, bis eine Dehnung im Wadenansatz spürbar ist.
- 5 × 5 Sekunden pro Fuß massieren.

Fuß

Material: Ball

Ausgangsposition
- Aufrechter Stand.
- Der Ball liegt unter der Mitte des rechten Fußes.

Ausführung
- Nun mit der Fußsohle langsam und gerade entlang der Faszie über den Ball rollen.
- Sowohl „längs", also von der Ferse bis zu den Zehen, als auch von rechts nach links rollen.
- Dann in kreisenden Bewegungen rollen.
- Anschließend die Füße wechseln.

- 20 Sekunden pro Seite massieren.

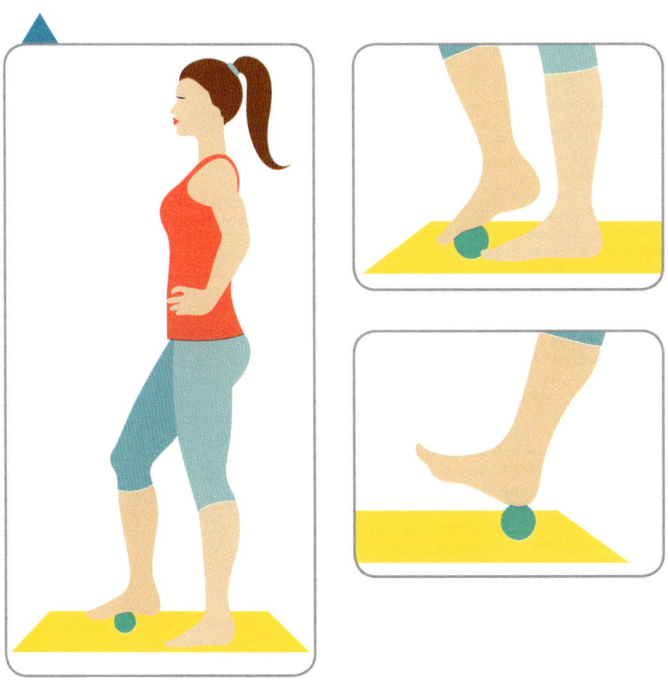

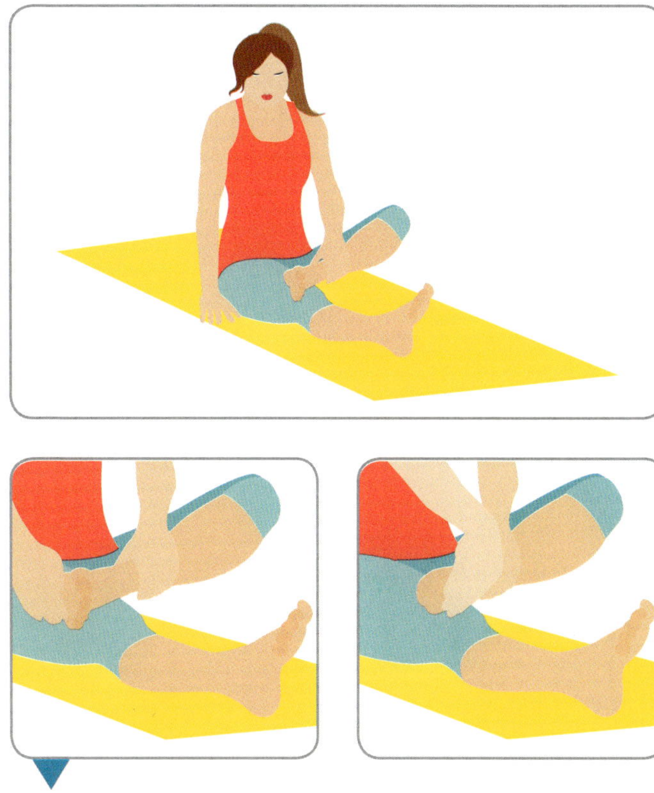

Fußbeweglichkeit verbessern

Ausgangsposition
- Langsitz.
- Der rechte Fuß liegt auf dem linken Oberschenkel.

Ausführung
- Mit einer Hand den rechten Fuß oberhalb des Knöchels festhalten.
- Die andere Hand liegt über den Zehen und bewegt den Fuß im Sprunggelenk vor und zurück.
- Anschließend die Füße wechseln.

- 10 Wiederholungen pro Seite mit einer kurzen Pause nach den Wiederholungen.

Schwünge, Sprünge, Federungen

WORKOUT 10

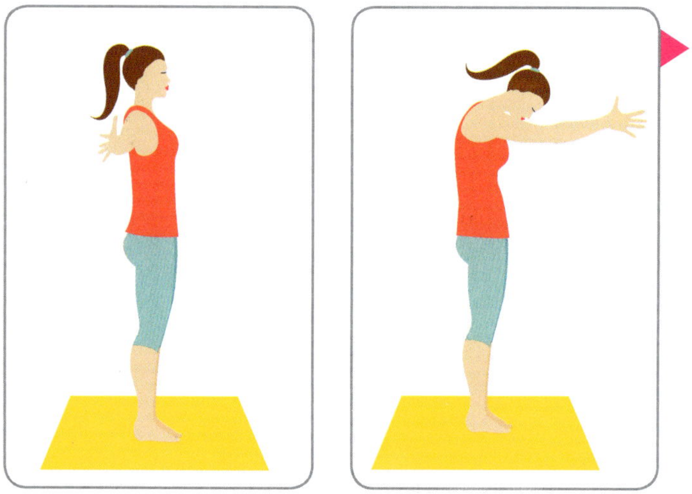

Brustöffner

Ausgangsposition
- Stabiler Stand, die Arme sind zur Seite ausgestreckt.
- Die Finger sind gestreckt und gespreizt.

Ausführung
- Tief einatmen, die Finger noch weiter weg vom Rumpf strecken und den Brustkorb heben.
- Beim Ausatmen die Arme gestreckt vor dem Körper auf Brusthöhe zusammenführen und den Blick zum Bauchnabel wenden.
- Den Bauchnabel tief nach innen zur Wirbelsäule ziehen und den Rücken runden.
- Dabei ziehen die Fingerspitzen nach vorn und die Brust nach hinten.

- 10 bis 15 Wiederholungen mit einer kurzen Pause nach den Wiederholungen.

Schwingen in den Ausfallschritt

Material: Wasserflasche (oder Gewichtsmanschette)

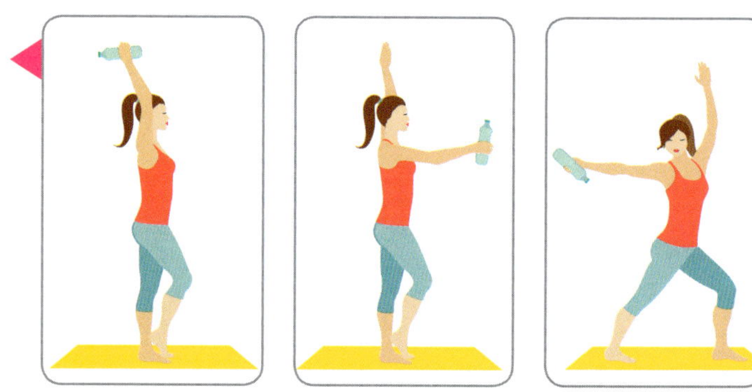

Ausgangsposition
- Aufrechter Stand.
- Die Beine sind geschlossen, die rechte Ferse ist angehoben, der linke Fuß ist fest am Boden.
- Beide Arme sind nach oben gestreckt.
- Das Gewicht liegt in der rechten Hand.

Ausführung
- Den rechten Arm gestreckt nach vorn unten fallen lassen, sodass er an der Körperseite vorbei nach hinten schwingt.
- Gleichzeitig den Oberkörper nach rechts drehen und das rechte Bein gestreckt zurücksetzen.
- Die rechte Ferse vorsichtig in den Boden drücken.
- Der Blick folgt so weit wie möglich der Bewegung.
- Dann den rechten Arm wieder vollständig nach oben strecken, bis eine Dehnung im vorderen Rumpf- und Hüftbereich spürbar ist.
- Den Bauchnabel während der gesamten Bewegung nach innen ziehen.
- Anschließend die Seiten wechseln.

- 10 Wiederholungen pro Seite mit einer kurzen Pause nach den Wiederholungen.

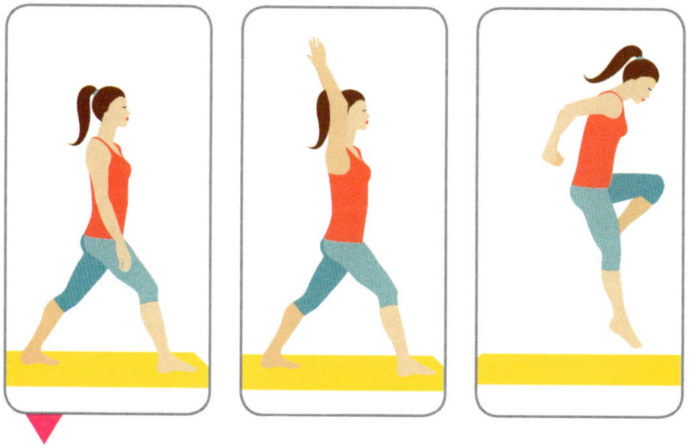

Ausfallschritt mit Sprung

Ausgangsposition

- Weiter Ausfallschritt.
- Das vordere Bein ist leicht gebeugt.
- Das hintere Bein ist gestreckt, die Ferse am Boden.
- Der Oberkörper ist gerade und aufrecht, die Schultern sind über dem Becken.
- Die Arme hängen locker an den Seiten.

Ausführung

- Die Arme gestreckt nach oben führen.
- Gleichzeitig das hintere Bein anwinkeln und das Knie schwungvoll nach vorn oben ziehen, dabei das vordere Bein strecken und auf die Zehenspitzen heben – oder nach oben springen.
- Die Arme dabei anwinkeln und die Ellbogen nach hinten am Körper vorbeiführen.
- Bei der Landung die Ferse wieder vorsichtig auf dem Boden absetzen.
- Anschließend die Beine wechseln.

- 10 Wiederholungen pro Seite mit einer kurzen Pause nach den Wiederholungen.

Beinrückseite dehnen 2

Material: Handtuch oder flaches Kissen

Ausgangsposition

- Rückenlage.
- Die Beine liegen gestreckt auf dem Boden.
- Die Arme liegen locker neben dem Körper.
- Der Kopf ist abgelegt, idealerweise auf einem flachen Kissen oder einem zusammengelegten Handtuch, damit die Halswirbelsäule etwas entlastet wird.

Ausführung

- Nun das rechte Bein anwinkeln und das Knie zur Brust führen.
- Mit beiden Händen in die Kniekehle greifen und das Knie noch weiter an den Körper heranziehen, bis eine leichte Dehnung im Po und im unteren Rücken spürbar ist.
- Das Bein dann vorsichtig strecken und in die Dehnung bringen.
- Nachgeben, sobald das Bein zu zittern beginnt.
- Anschließend die Beine wechseln.

- 5 Wiederholungen pro Seite mit einer kurzen Pause nach den Wiederholungen.

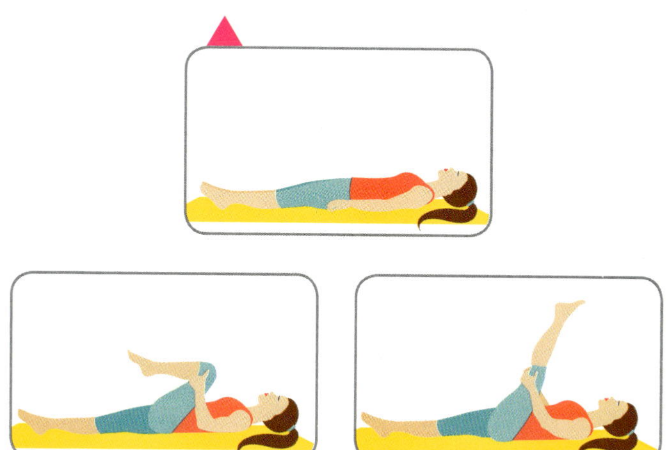

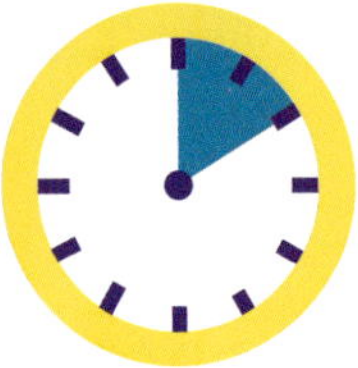

Selbstmassage mit Rolle und Ball

WORKOUT 20

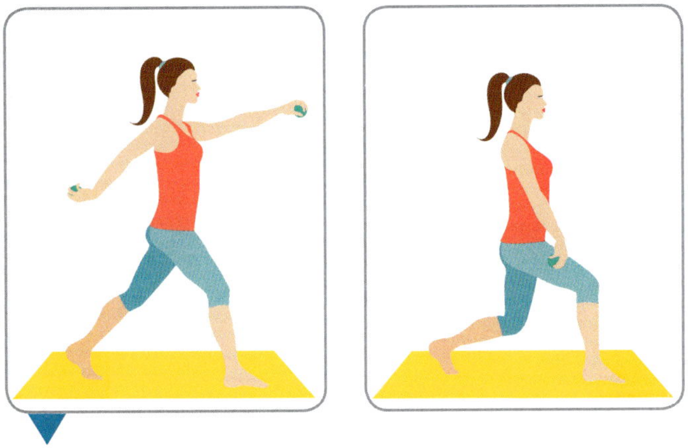

Armschwung

Material: 2 Trigger- oder Tennisbälle

Ausgangsposition
- Ausfallschritt.
- Beide Beine sind ganz leicht gebeugt.
- Die hintere Ferse ist vom Boden gelöst.
- Beide Füße zeigen nach vorn.
- In jeder Hand liegt ein Ball.
- Der linke Arm ist nach vorn ausgestreckt, der rechte Arm nach hinten.

Ausführung
- Gleichzeitig den hinteren Arm nach vorn und den vorderen Arm nach hinten schwingen.
- Während des Schwingens die Beine beugen ...
- ... und wieder strecken, sobald die Arme die neue Position erreicht haben.
- Dann die Arme wieder zurückschwingen, dabei die Beine wieder beugen.
- Im Wechsel bleiben.
- Nach 30 Sekunden die Beine wechseln.

- 30 Sekunden pro Seite trainieren.

Unterer Rücken 1

Material: Rolle

Ausgangsposition
- Sitz auf dem Boden.
- Die Rolle liegt hinter dem Körper,
- der untere Rücken ist an die Rolle gelehnt.
- Die Arme sind ausgestreckt, die Hände hinter der Rolle abgestützt.
- Die Beine sind aufgestellt.

Ausführung
- Mit den Armen aufstützen und den unteren Rücken auf die Rolle heben.
- Nun mit dem unteren Rücken über die Rolle bewegen ...
- ... und dabei abwechselnd den rechten und linken Muskelstrang neben der Wirbelsäule massieren.
- Den Oberkörper nach rechts oder links mitdrehen.

- 20 Sekunden massieren.

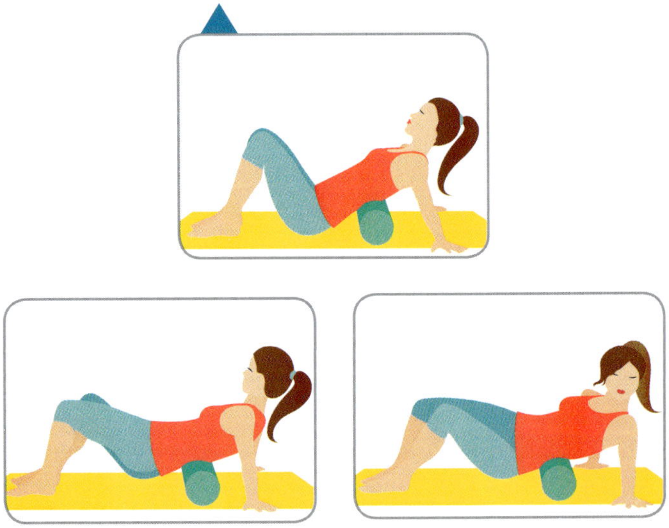

Oberschenkel/Po

Material: Rolle

Ausgangsposition
- Sitz auf der Rolle.
- Die rechte Gesäßhälfte ist auf der Rolle, die rechte Hand ist dahinter abgestützt.
- Die linke Seite ist angehoben.
- Die linke Hand ist in die Hüfte gestützt.
- Das linke Bein ist aufgestellt.
- Das rechte Bein ist leicht angewinkelt, das Knie ist nach außen gedreht, der Fuß liegt locker auf dem Boden.

Ausführung
- Nun über den Po und außen über die Hüfte rollen.
- Dabei den Oberkörper etwas mitdrehen und selbst erspüren und austesten, wo der Druck am intensivsten ist. Dort bleiben und langsam immer wieder darüber rollen.
- Anschließend die Seiten wechseln.

- 20 bis 30 Sekunden pro Seite massieren.

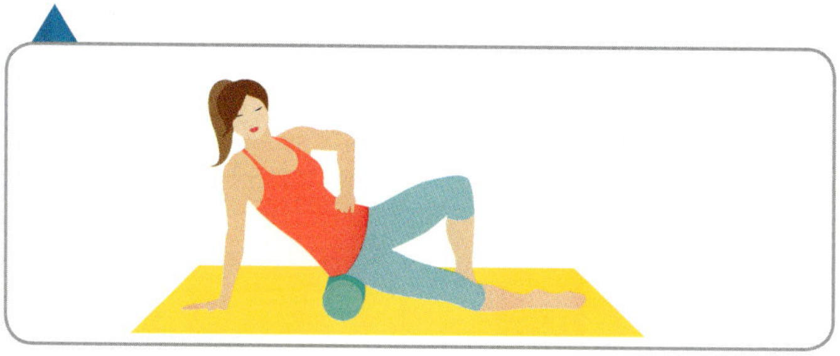

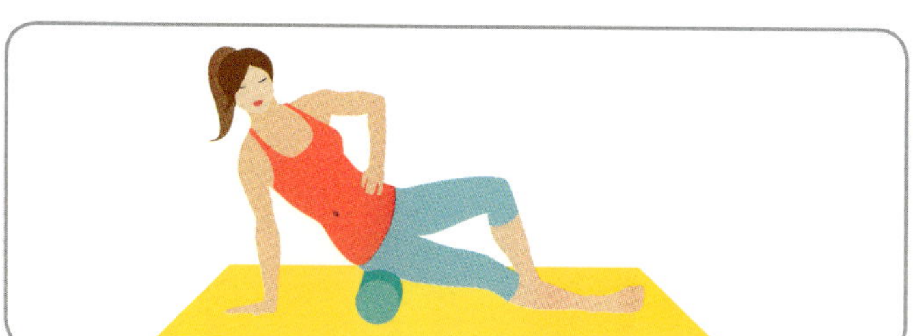

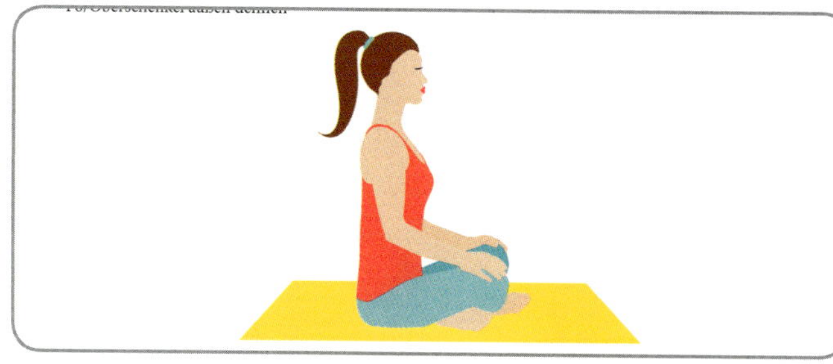

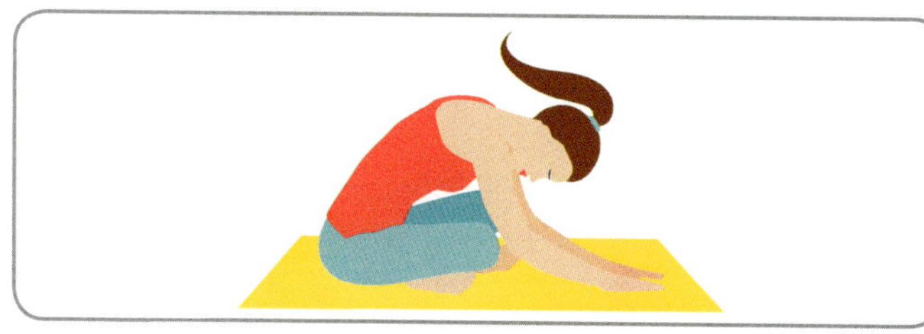

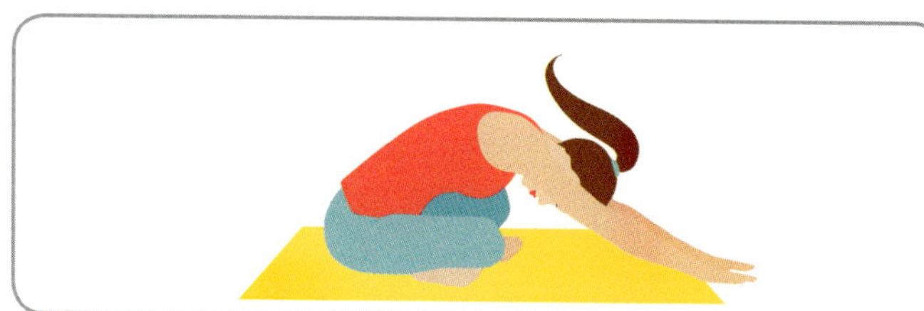

Po/Oberschenkel außen dehnen

Ausgangsposition
- Schneidersitz.
- Die Arme liegen locker auf den Knien.
- Der Oberkörper ist aufgerichtet.

Ausführung
- Nun die Arme vor dem Körper auf dem Boden ablegen, den Kopf locker hängen lassen.
- Bei jedem Ausatmen die Arme weiter strecken und mit den Händen ein Stückchen weiter nach vorn wandern, bis eine Dehnung im Rücken spürbar ist.

- Die Dehnung 15 Sekunden halten.

Übung für die Faszien

WORKOUT 10

Laufender Liegestütz 2

Ausgangsposition

- Stabiler Stand.
- Die Füße sind leicht geöffnet.
- Die Arme hängen locker neben dem Körper.

Ausführung

- Mit dem Oberkörper abrollen und die Hände vor den Füßen absetzen.
- Mit den Händen jetzt weiter in eine Liegestützposition wandern, bis die Schultern über den Händen stehen – dort kurz innehalten.
- Dann den Po nach oben zur Decke schieben – der Körper bildet jetzt ein umgekehrtes V – und den Kopf zwischen die Arme nehmen.
- Das rechte Bein gestreckt nach oben zur Decke schwingen.
- Dann mit Schwung wieder zurück bis nach vorn führen ...
- ... und neben die rechte Hand setzen.
- Dabei den Bauchnabel tief nach innen ziehen.
- Nun den linken Arm nach oben zur Decke strecken.
- Mit dem Blick der Hand folgen.
- Anschließend die Seiten wechseln.

- 5 Wiederholungen pro Seite mit einer kurzen Pause nach den Wiederholungen.

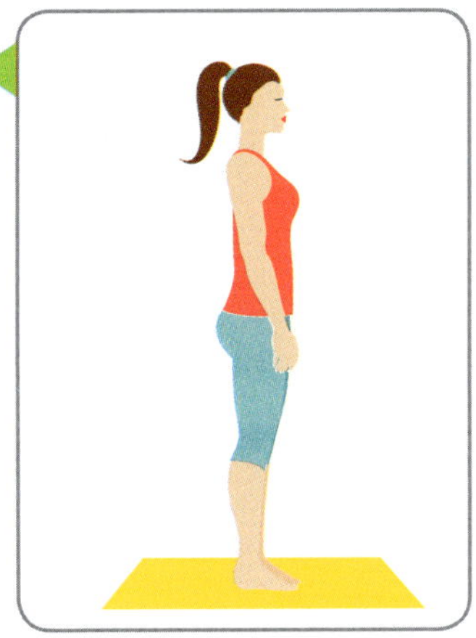
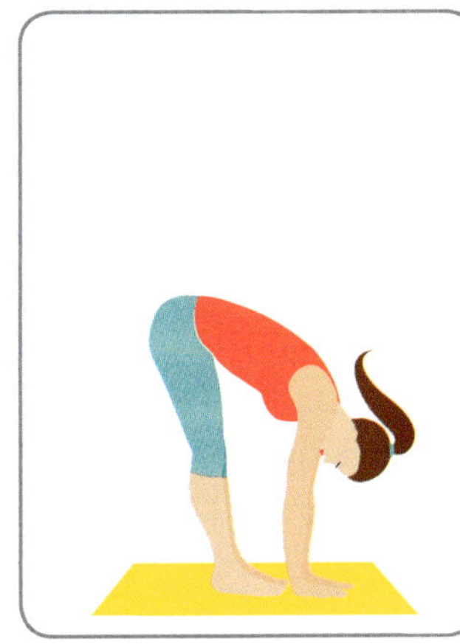
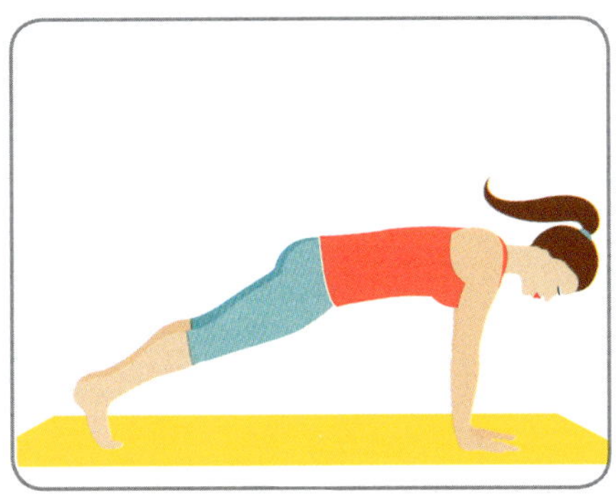
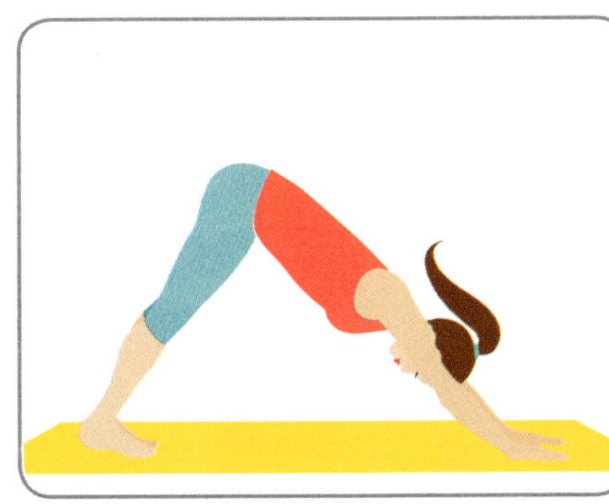
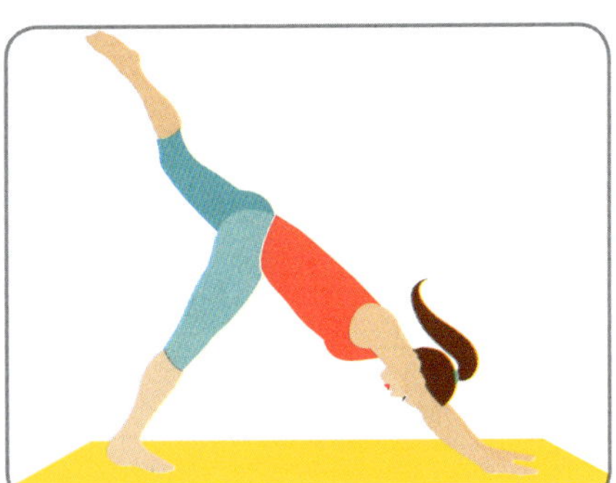
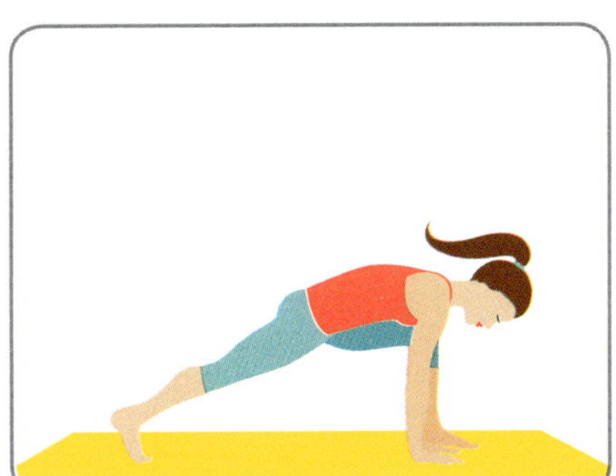
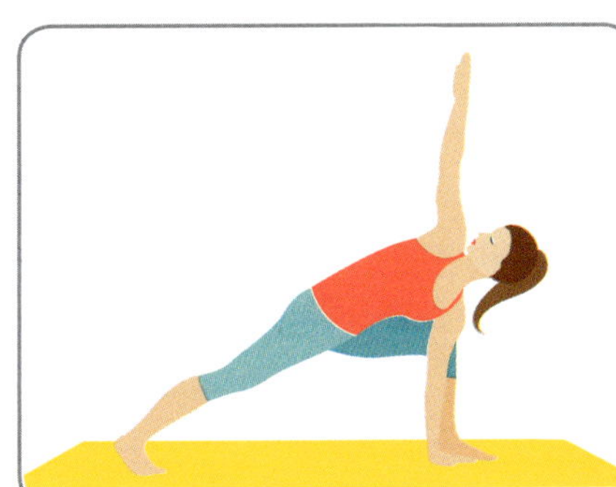

Rückenlinie

Langsitz 2

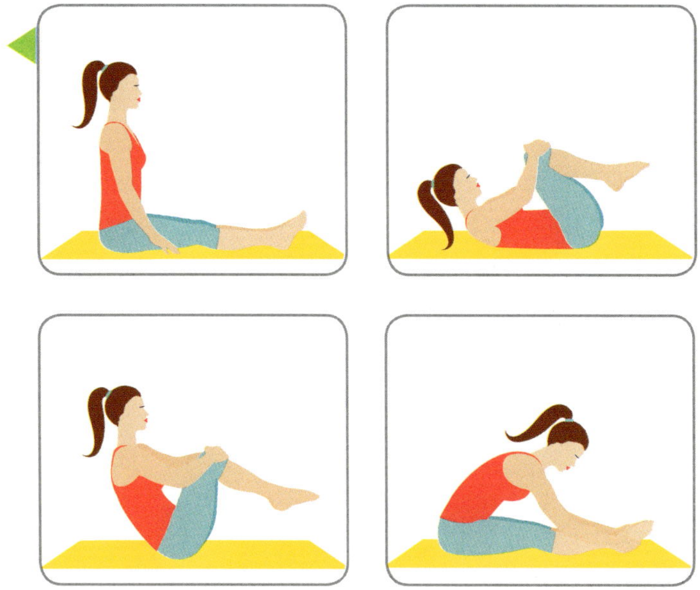

Ausgangsposition
- Langsitz.
- Die Beine sind nach vorn ausgestreckt.

Ausführung
- Vom Langsitz ins Päckchen wechseln.
- Nach der Dehnung die Knie anziehen, diese mit den Händen umfassen und auf den Rücken rollen.
- Zwei- bis dreimal hin- und herrollen, anschließend wieder im Langsitz landen und die Hände zu den Füßen führen.
- Den Kopf dabei immer leicht zur Brust halten und nicht bis zum Nacken rollen.

- 10 Wiederholungen mit einer kurzen Pause nach den Wiederholungen.

Rumpfbeuge mit Pendeln

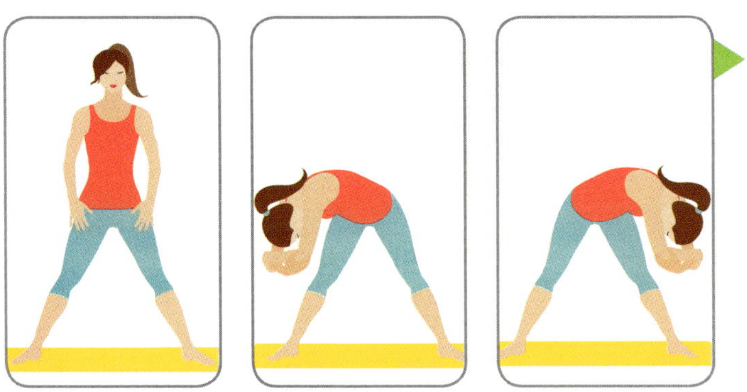

Ausgangsposition
- Aufrechter Stand.
- Die Beine sind weit geöffnet.
- Die Arme hängen locker neben dem Körper.

Ausführung
- Langsam den Oberkörper nach vorn abrollen, dabei die Beine beugen – aber es sollte noch eine Dehnung in der Beinrückseite spürbar sein.
- Die Unterarme locker übereinanderlegen, mit den Händen die Ellbogen umfassen.
- Den Oberkörper, die Arme und den Kopf völlig locker hängen lassen ...
- ... und dann ohne Krafteinsatz von rechts nach links ...
- ... und wieder zurück pendeln.

- 30 Sekunden pendeln.

Special Füße im Fokus

Zehenspitzenstand

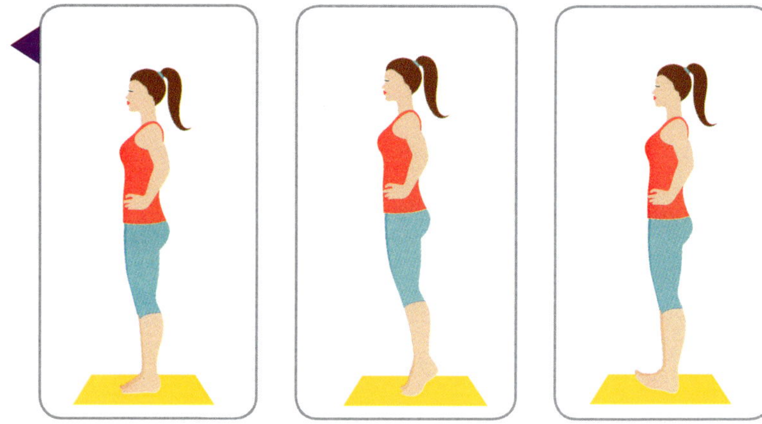

Ausgangsposition
- Stabiler Stand.
- Die Beine sind ganz leicht geöffnet.
- Die Hände sind in die Hüfte gestützt.

Ausführung
- Die Fersen heben und langsam das Gewicht auf die Zehenspitzen verlagern.
- Dann die Fersen wieder zum Boden führen, das Gewicht nun auf die Fersen verlagern und die Fußspitzen anziehen.
- Den Ablauf wiederholen und mit dem Blick einen Fixpunkt suchen. So kann die Bewegung besser kontrolliert werden.

- 20 Sekunden trainieren.

Ausfallschritt mit Sprung

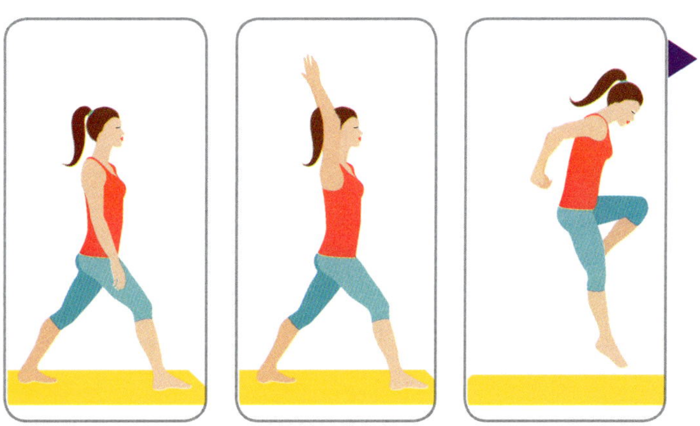

Ausgangsposition
- Weiter Ausfallschritt.
- Das vordere Bein ist leicht gebeugt.
- Das hintere Bein ist gestreckt, die Ferse am Boden.
- Der Oberkörper ist gerade und aufrecht, die Schultern sind über dem Becken.
- Die Arme hängen locker an den Seiten.

Ausführung
- Die Arme gestreckt nach oben führen.
- Gleichzeitig das hintere Bein anwinkeln und das Knie schwungvoll nach vorn oben ziehen, dabei das vordere Bein strecken und auf die Zehenspitzen heben – oder nach oben springen.
- Die Arme dabei anwinkeln und die Ellbogen nach hinten am Körper vorbeiführen.
- Bei der Landung die Ferse wieder vorsichtig auf dem Boden absetzen.
- Anschließend die Beine wechseln.

- 10 Wiederholungen pro Seite mit einer kurzen Pause nach den Wiederholungen.

Laufender Liegestütz 1

Ausgangsposition
- Stabiler Stand.
- Die Füße sind leicht geöffnet.
- Die Arme hängen locker neben dem Körper.

Ausführung
- Mit dem Oberkörper abrollen und die Hände vor den Füßen absetzen.
- Mit den Händen jetzt weiter in eine Liegestützposition wandern, bis die Schultern über den Händen stehen – dort kurz innehalten.
- Dann den Po nach oben zur Decke schieben – der Körper bildet jetzt ein umgekehrtes V – und den Kopf zwischen die Arme nehmen.
- Die Fersen langsam und abwechselnd Richtung Boden ziehen.
- Mit den Händen wieder zu den Füßen gehen, aufrollen und auf die Zehenspitzen heben.

- 5 Wiederholungen mit einer kurzen Pause nach den Wiederholungen.

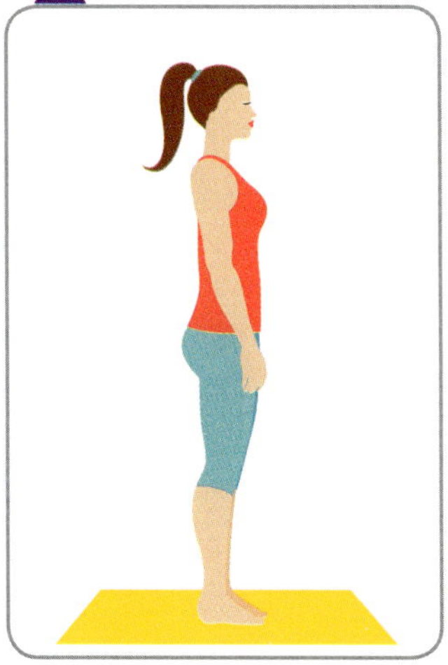
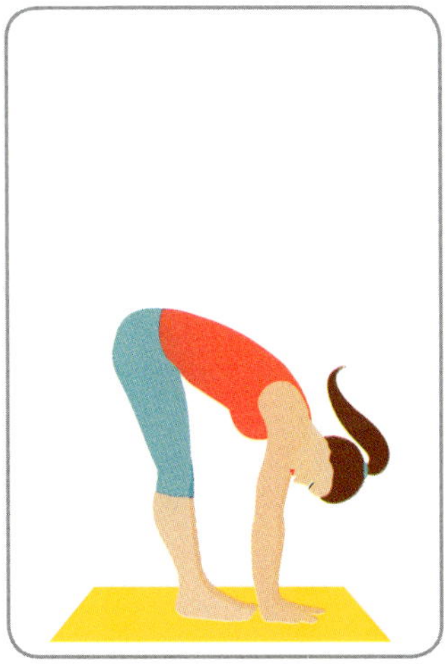
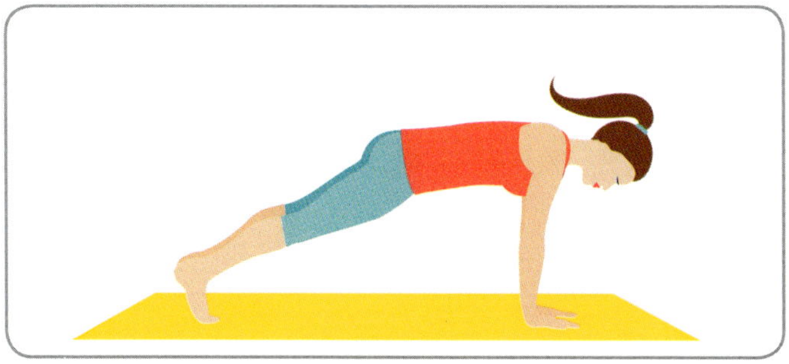
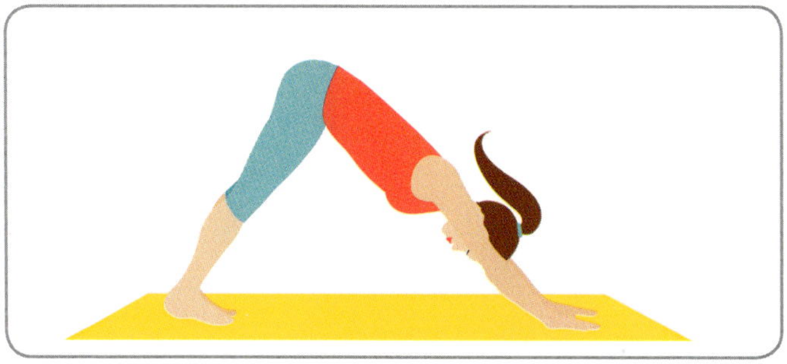
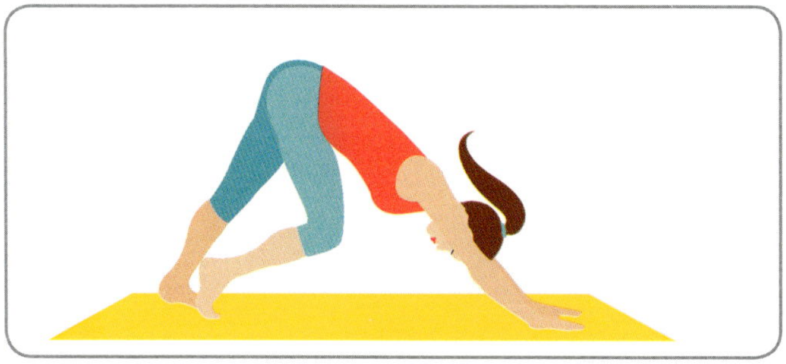

Special Füße im Fokus

Selbstmassage: Fuß/Wade

Material: Rolle, Stuhl

Ausgangsposition
- Stand auf der Rolle.
- Die Rolle liegt auf dem Boden.
- Beide Füße stehen auf der Rolle, die Fersen stehen hinten über.
- Dabei mit den Händen an einem Stuhl (oder an einer Wand) festhalten.

Ausführung
- Die Fersen nun abwechselnd langsam nach unten zum Boden ziehen, bis eine Dehnung im Wadenansatz spürbar ist.

- 5 × 5 Sekunden pro Fuß massieren.

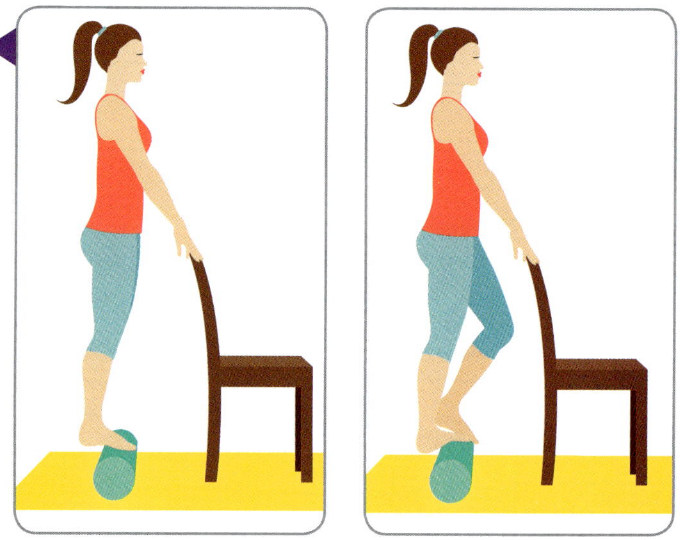

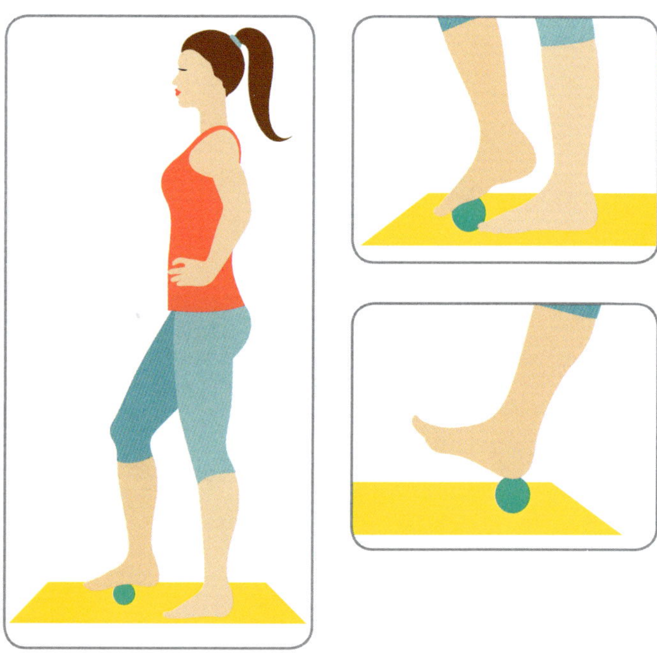

Selbstmassage: Fuß

Material: Ball

Ausgangsposition
- Aufrechter Stand.
- Der Ball liegt unter der Mitte des rechten Fußes.

Ausführung
- Nun mit der Fußsohle langsam und gerade entlang der Faszie über den Ball rollen.
- Sowohl „längs", also von der Ferse bis zu den Zehen, als auch von rechts nach links rollen.
- Dann in kreisenden Bewegungen rollen.
- Anschließend die Füße wechseln.

- 20 Sekunden pro Seite massieren.

Fußbeweglichkeit verbessern

Ausgangsposition

- Langsitz.
- Der rechte Fuß liegt auf dem linken Oberschenkel.

Ausführung

- Mit einer Hand den rechten Fuß oberhalb des Knöchels festhalten.
- Die andere Hand liegt über den Zehen und bewegt den Fuß im Sprunggelenk vor und zurück.
- Anschließend die Füße wechseln.

- 10 Wiederholungen pro Seite mit einer kurzen Pause nach den Wiederholungen.

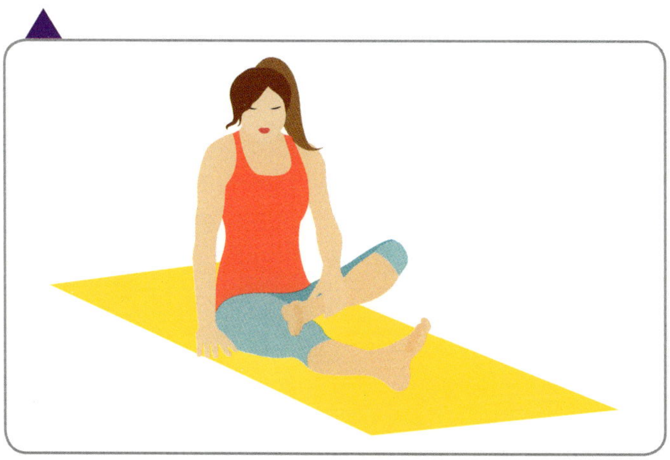

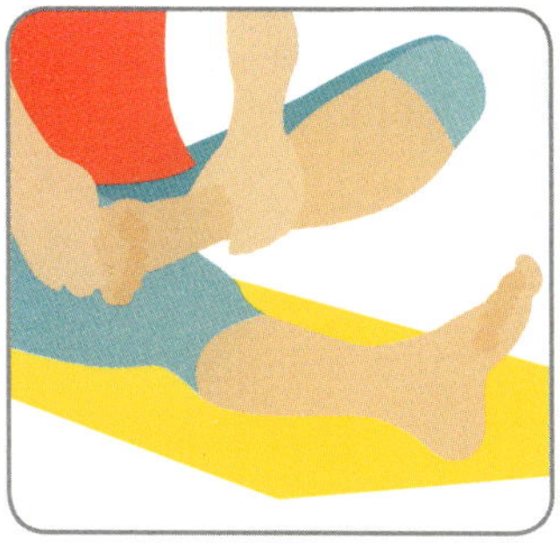

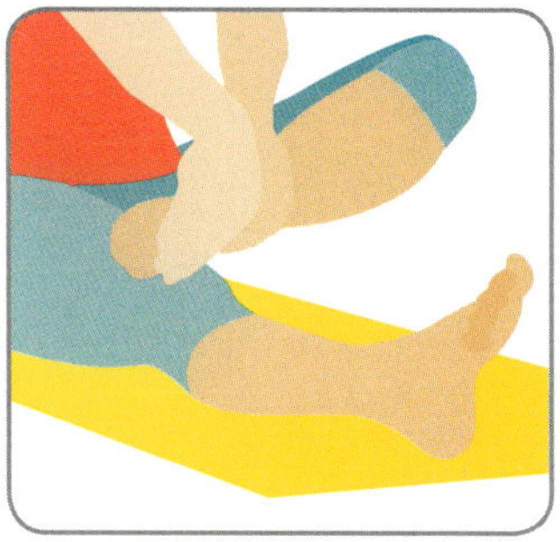

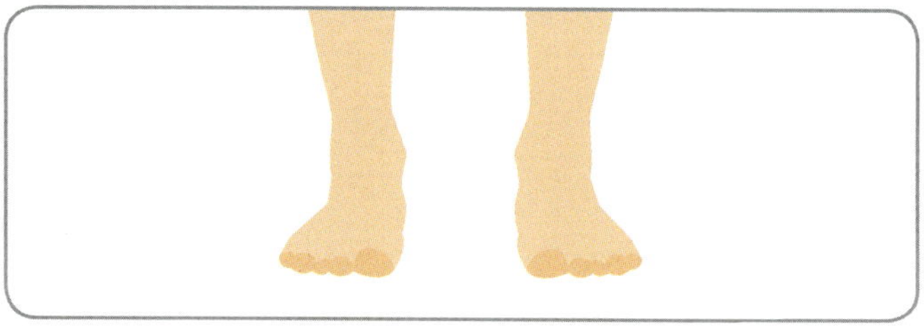

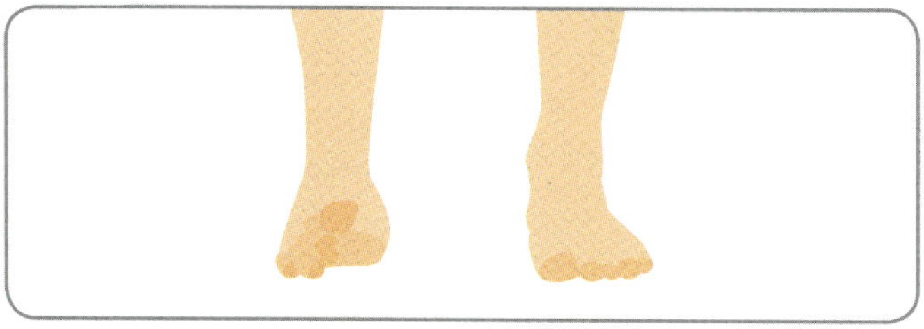

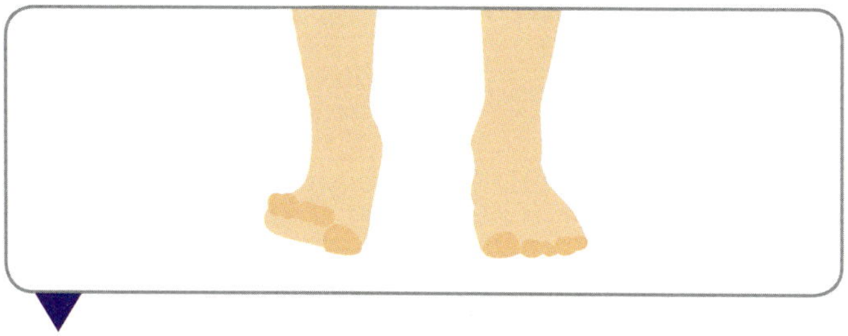

Fußmuskulatur dehnen

Ausgangsposition

- Stabiler Stand.
- Die Hände sind in die Hüften gestützt.

Ausführung

- Zunächst die rechte Fußinnenseite nach oben ziehen,
- dann die Außenseite.
- Beide Kanten im Wechsel belasten.
- Anschließend die Füße wechseln.

- 10 Wiederholungen pro Seite mit einer kurzen Pause nach den Wiederholungen.

Special Festes Bindegewebe

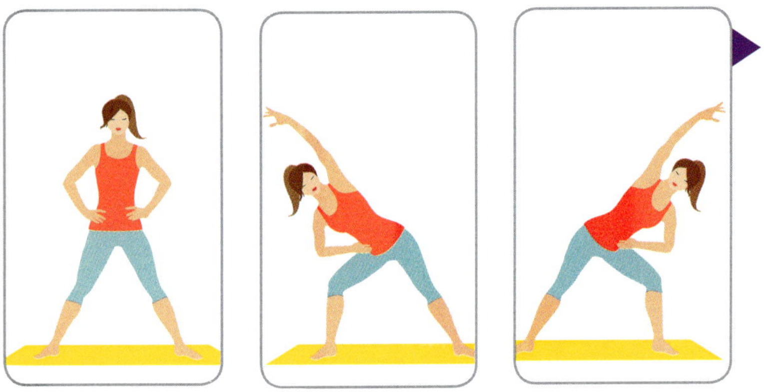

Seitenwechsel

Ausgangsposition
- Weiter Grätschstand.
- Die Fußspitzen sind nach außen gedreht.
- Die Hände sind in die Hüfte gestützt.

Ausführung
- Das rechte Bein leicht beugen, den Oberkörper dabei zum Bein neigen.
- Die Brust zeigt weiter nach vorn.
- Es sollte eine angenehme Dehnung in der Taille spürbar werden.
- Den Oberkörper wieder langsam zu Mitte zurückbewegen ...
- ... und die gleiche Bewegung in die andere Richtung durchführen.
- Darauf achten, dass das Bein nur leicht gebeugt und nicht zu weit über den Fuß geschoben wird.

- 10 Wiederholungen im Wechsel mit einer kurzen Pause nach den Wiederholungen.

Frontales Schwingen

Material: 2 Wasserflaschen (oder Gewichtsmanschetten)

Ausgangsposition
- Aufrechter Stand. Die Beine sind leicht geöffnet.
- Die Gewichte liegen in den Händen.
- Die Arme sind nach oben gestreckt.

Ausführung
- Tief einatmen,
  die Arme mit Schwung nach unten und hinten führen,
  dabei in die Kniebeuge gehen,
  den Po nach hinten schieben, den Oberkörper nach vorn,
  den Kopf als Verlängerung der Wirbelsäule leicht zur Brust geneigt halten.
- Die Arme schwingen an den Beinen außen vorbei.
- Während der Abwärtsbewegung die Beine beugen und zweimal federn.
- Mit dem Ausatmen zurückschwingen und Arme, Beine und Oberkörper wieder strecken.

- 10 bis 15 Wiederholungen mit einer kurzen Pause nach den Wiederholungen.

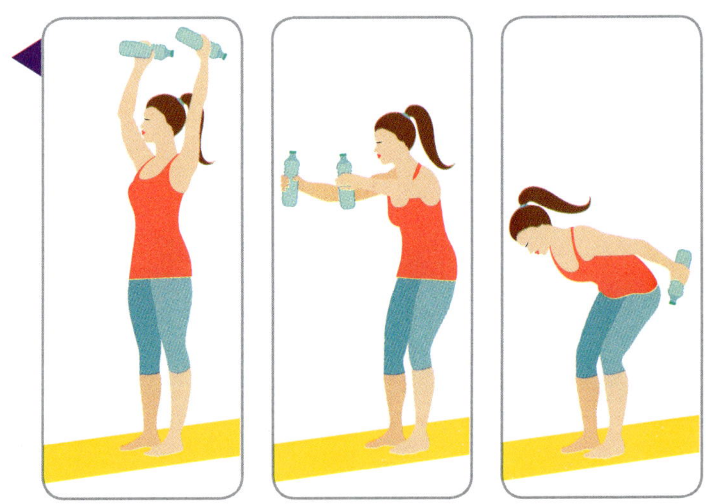

Unterarmstütz

Ausgangsposition
- Unterarmstütz.
- Die Ellbogen sind unter den Schultern.
- Die Unterarme liegen flach auf dem Boden.
- Die Knie sind unter der Hüfte.
- Die Füße liegen mit dem Fußrücken auf dem Boden.

Ausführung
- Mit dem Becken in Richtung Boden abrollen und gleichzeitig die Brust ein wenig heben.
- Damit sollte schon eine leichte Dehnung im Bauchbereich spürbar sein.
- Nun den Blick etwas nach vorn oben heben,
- den Kopf aber nicht in den Nacken legen.
- Den Oberkörper langsam ablegen und anschließend erneut anheben.

- 10 Wiederholungen mit einer kurzen Pause nach den Wiederholungen.

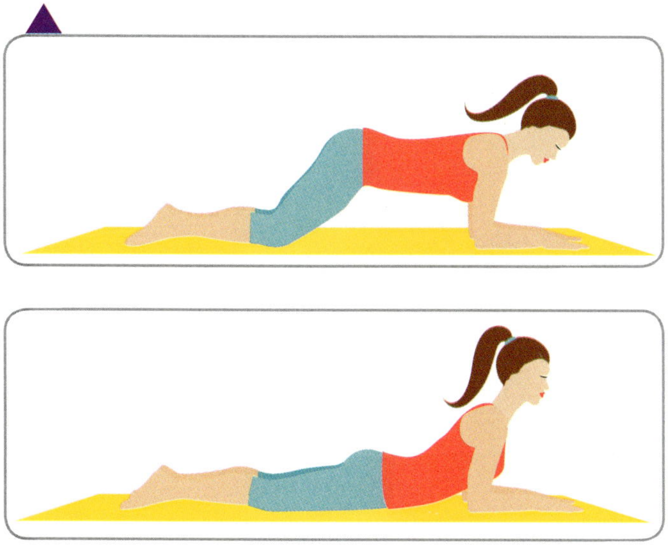

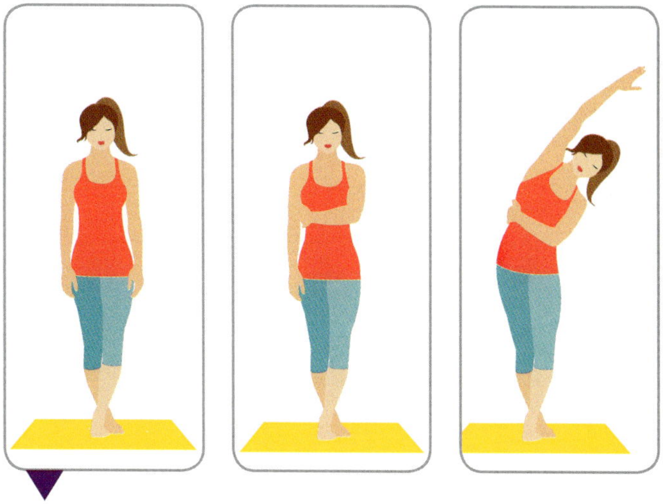

Bogen

Ausgangsposition
- Kreuzstand: Das rechte Bein ist hinter dem linken gekreuzt, der rechte Fuß steht links neben dem linken. Die Fußspitzen zeigen nach vorn.
- Der Rücken ist gerade.

Ausführung
- Den linken Arm rechts um den Brustkorb legen, die Finger liegen auf den Rippen.
- Den rechten Arm seitlich über den Kopf strecken und den Oberkörper leicht zur Seite neigen.
- Den Kopf stabil halten und nicht zu weit zur Seite legen.
- Anschließend die Seiten wechseln.

- 5 Wiederholungen pro Seite mit einer kurzen Pause nach den Wiederholungen.

Special Festes Bindegewebe

Twist-Jump

Ausgangsposition
- Aufrechter Stand.
- Die Füße sind fast geschlossen.
- Die Arme sind angewinkelt und in Brusthöhe angehoben.
- Die Unterarme liegen locker übereinander,
- die Hände liegen an den Ellbogen.

Ausführung
- Nun – zunächst leicht federnd – die Füße abwechselnd nach rechts und links bewegen, dabei gleichzeitig den Oberkörper in die jeweils entgegengesetzte Richtung drehen, sodass eine Art „Verwringung" im Oberkörper entsteht.
- Wenn also Becken und Füße nach links drehen,
- bewegen sich die Schultern und die Ellbogen leicht nach rechts – und umgekehrt.
- Die Bewegung erst so weich wie möglich ausführen,
- dann kraftvollere Sprünge machen.

- 30 Sekunden trainieren.

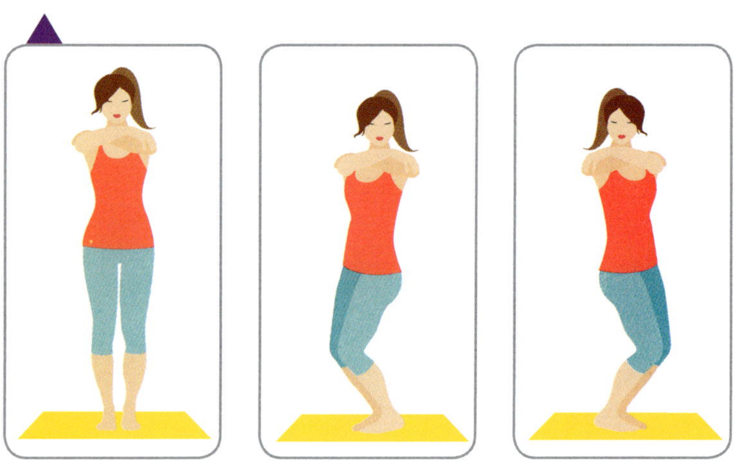

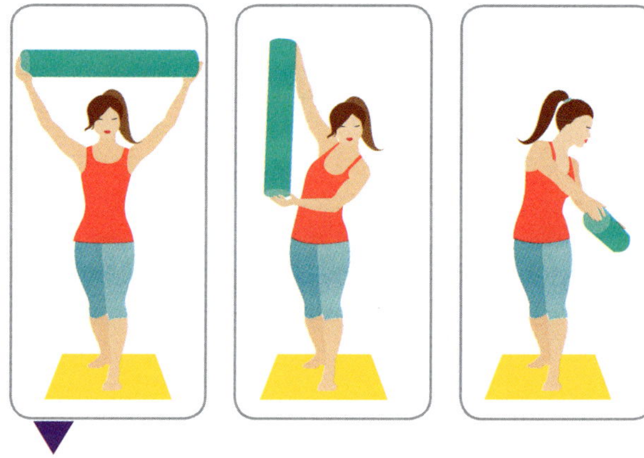

Paddelzug

Material: Rolle

Ausgangsposition
- Ausgangsposition ist der Ausfallschritt.
- Die hintere Ferse steht fest auf dem Boden, das vordere Bein ist gebeugt.
- Die Rolle liegt in beiden Händen.
- Die Arme sind gestreckt über den Kopf gehoben.
- Der Oberkörper ist gerade und aufrecht.

Ausführung
- Nun die Rolle zur Seite und neben den Körper führen – so, als würde man ein Paddel ins Wasser tauchen und durchziehen.
- Diesen „Paddelzug" komplett durchführen, also eine Kreis beschreiben, bis die Arme wieder gestreckt über dem Kopf sind.
- Anschließend die Beine wechseln.

- 8 Wiederholungen pro Seite mit einer kurzen Pause nach den Wiederholungen.

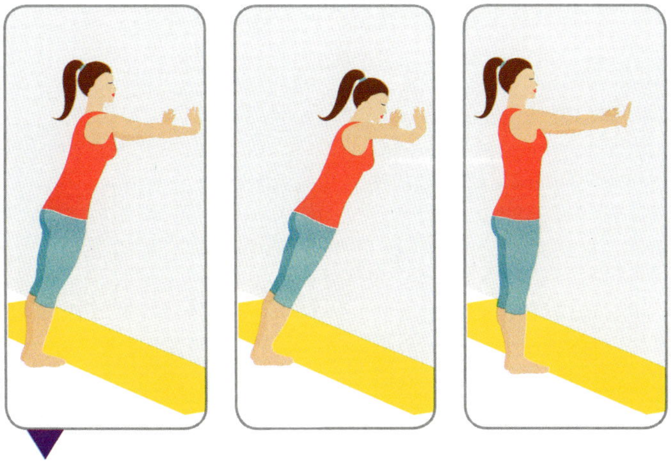

Federn im Liegestütz

Material: Wand

Ausgangsposition
- Aufrechter Stand vor einer Wand, etwa eine halbe Armlänge von der Wand entfernt.
- Die Hände sind in Brusthöhe flach gegen die Wand gestützt, etwa schulterbreit geöffnet.
- Die Finger zeigen leicht zueinander.

Ausführung
- Die Arme beugen, die Ellbogen zeigen nach außen.
- Mit dem ganzen Körper zur Wand bewegen ...
- ... und schwungvoll nach hinten abdrücken.
- Die Bewegung mit gebeugten Armen abfangen und direkt wieder abstützen.
- Der Körper ist fest wie ein Brett und pendelt über die Füße vor und zurück.
- Die Fersen bleiben immer am Boden. So werden auch die Achillessehne und die Wadenmuskulatur leicht gedehnt.

- 15 Wiederholungen mit einer kurzen Pause nach den Wiederholungen.

Selbstmassage: Oberschenkel außen

Material: Rolle

Ausgangsposition
- Seitenlage.
- Die Rolle liegt unterhalb der Hüfte unter dem Körper.
- Der untere Arm ist angewinkelt, der Unterarm ist aufgestützt.
- Der Ellbogen ist unter der Schulter.
- Die andere Hand ist vor dem Körper abgesetzt.
- Das obere Bein ist angewinkelt, der Fuß ist aufgestellt.
- Der Hals ist lang.

Ausführung
- Die Rolle langsam von der Hüfte bis zum äußeren Knie bewegen.
- Das Knie dabei leicht nach vorn drehen.
- Das Ohr aktiv weit weg von der Schulter ziehen.
- Anschließend die Seiten wechseln.

- 20 bis 30 Sekunden pro Seite massieren.

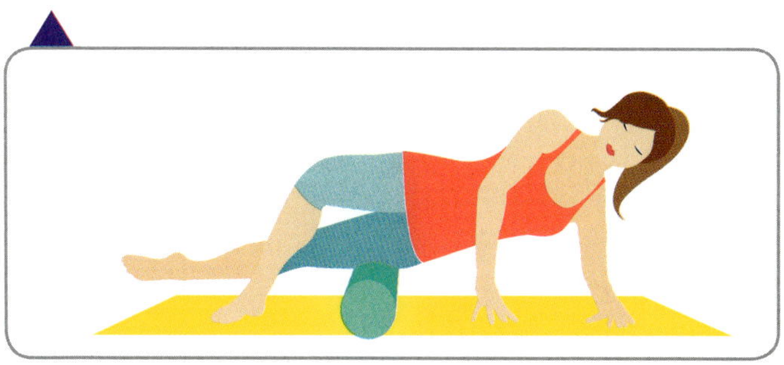

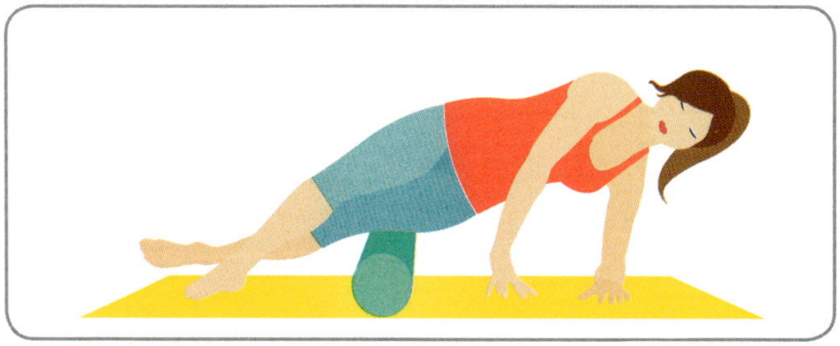

Special Festes Bindegewebe

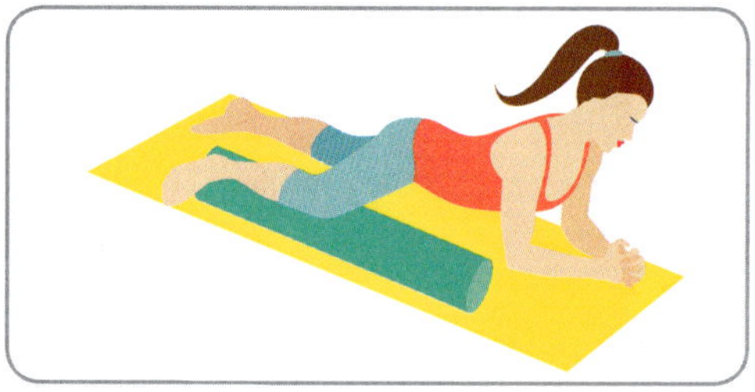

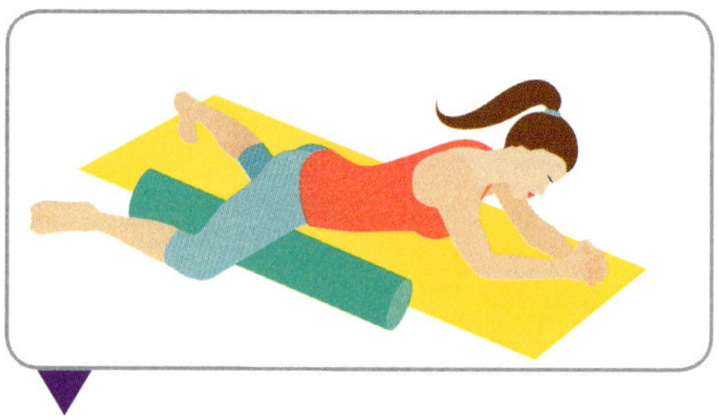

Selbstmassage: Oberschenkel innen

Material: Rolle

Ausgangsposition
- Bauchlage.
- Die Unterarme sind aufgestützt.
- Die Rolle liegt rechts neben dem Körper, längs.
- Das rechte Bein ist angewinkelt, das rechte Knie liegt auf der Rolle.
- Das linke Bein ist ausgestreckt.

Ausführung
- Mit der Rolle langsam vom Knie bis zum Becken nach innen rollen.
- Dabei spüren, wo die Rollbewegung am intensivsten bzw. etwas schmerzhafter ist. An diesem Punkt etwas länger rollen.
- Der Hals ist gestreckt.
- Den Unterarmstütz während der gesamten Übung aktiv halten.

- 20 bis 30 Sekunden pro Seite massieren.

Beinrückseite dehnen 1

Ausgangsposition
- Kniestand.
- Das rechte Bein ist im rechten Winkel gebeugt und vor dem Körper aufgestellt.
- Das linke Knie ist weit hinter der Hüfte aufgesetzt, sodass schon eine leichte Dehnung in der rechten, vorderen Hüftregion fühlbar ist.

Ausführung
- Beide Hände links und rechts neben dem vorderen Fuß auf dem Boden absetzen.
- Den Kopf locker hängen lassen.
- Das rechte Bein strecken, die Fußspitze anziehen und den Po zurückschieben.
- Im linken Knie entsteht ein rechter Winkel.
- Dann das vordere Bein wieder beugen.
- Den gesamten Ablauf fünfmal langsam durchführen.
- Anschließend die Beine wechseln.

- 5 Wiederholungen pro Seite mit einer kurzen Pause nach den Wiederholungen.

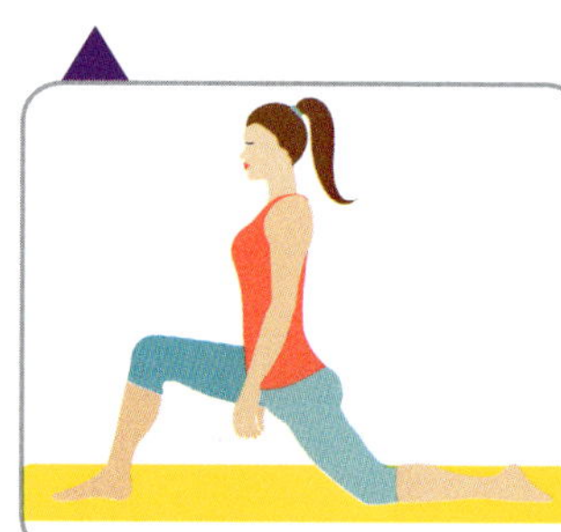

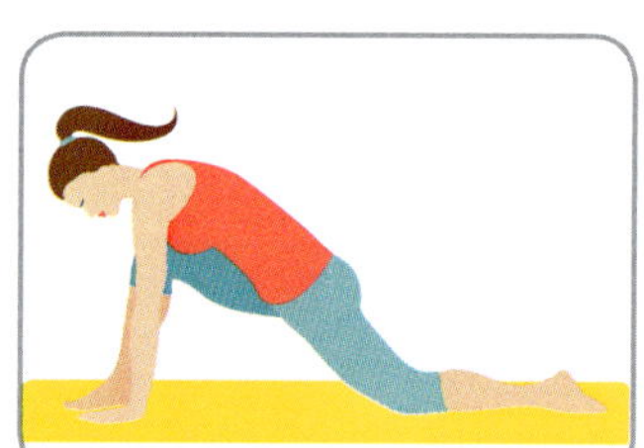

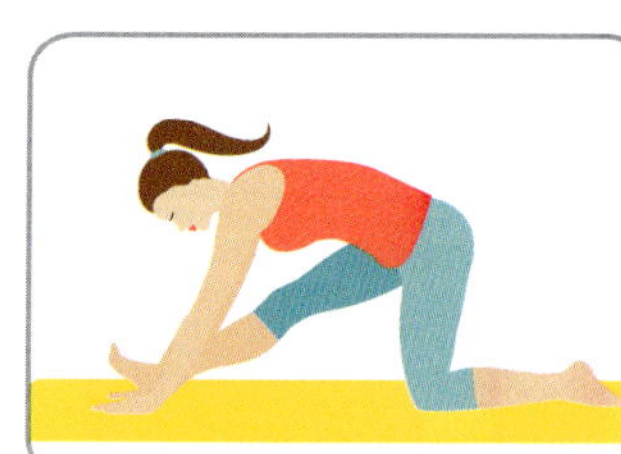

Special Stabiler Rücken

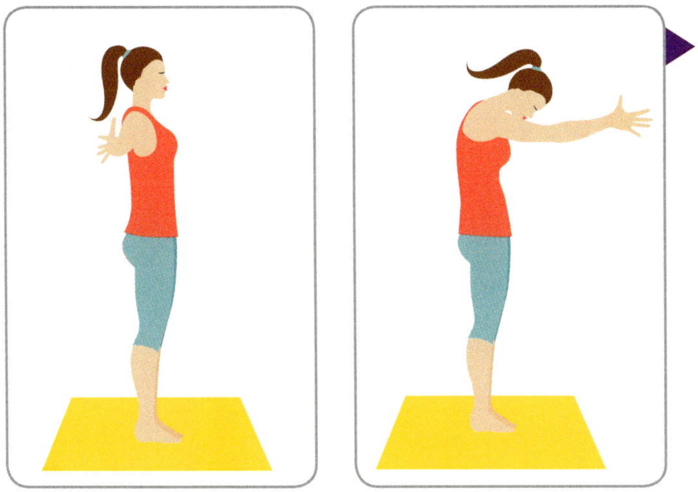

Brustöffner

Ausgangsposition
- Stabiler Stand, die Arme sind zur Seite ausgestreckt.
- Die Finger sind gestreckt und gespreizt.

Ausführung
- Tief einatmen, die Finger noch weiter weg vom Rumpf strecken und den Brustkorb heben.
- Beim Ausatmen die Arme gestreckt vor dem Körper auf Brusthöhe zusammenführen und den Blick zum Bauchnabel wenden.
- Den Bauchnabel tief nach innen zur Wirbelsäule ziehen und den Rücken runden.
- Dabei ziehen die Fingerspitzen nach vorn und die Brust nach hinten.

- 10 bis 15 Wiederholungen mit einer kurzen Pause nach den Wiederholungen.

Einbeinstand

Material: Stuhl

Ausgangsposition
- Aufrechter Stand vor einem Stuhl.
- Die Arme sind nach vorn ausgestreckt, die Hände liegen auf der Stuhllehne.
- Mit den Füßen etwas zurückgehen, den Oberkörper nach vorn neigen, sodass der Kopf zwischen den Armen liegt und der Rücken ganz lang ist.
- Den Kopf aber nicht hängen lassen, sondern das Kinn faustbreit zur Brust halten.

Ausführung
- Das rechte Bein anheben und gestreckt nach hinten oben führen, bis eine Dehnung im Hüftbeuger spürbar ist. Das Standbein ist fast gestreckt.
- Das Bein anwinkeln und das Knie zur Brust führen und dabei den Oberkörper runden.
- Gleichzeitig das Standbein beugen und den Kopf in Richtung Knie ziehen.
- Dann das Bein zurückführen, wieder in die Standwaage.
- Nicht absetzen, sondern in einer fließenden Bewegung.
- Immer im Wechsel.
- Den Richtungswechsel kontrolliert, aber mit etwas Schwung ausführen.
- Anschließend die Beine wechseln.

- 10 Wiederholungen pro Seite mit einer kurzen Pause nach den Wiederholungen.

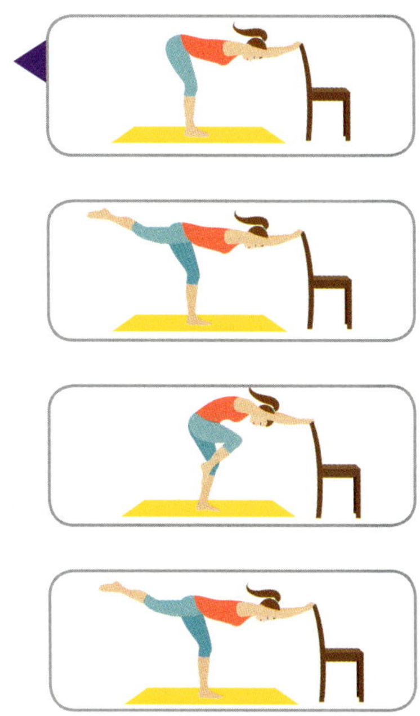

Special Stabiler Rücken

Laufender Liegestütz 1

Ausgangsposition

- Stabiler Stand.
- Die Füße sind leicht geöffnet.
- Die Arme hängen locker neben dem Körper.

Ausführung

- Mit dem Oberkörper abrollen und die Hände vor den Füßen absetzen.
- Mit den Händen jetzt weiter in eine Liegestützposition wandern, bis die Schultern über den Händen stehen – dort kurz innehalten.
- Dann den Po nach oben zur Decke schieben – der Körper bildet jetzt ein umgekehrtes V – und den Kopf zwischen die Arme nehmen.
- Die Fersen langsam und abwechselnd Richtung Boden ziehen.
- Mit den Händen wieder zu den Füßen gehen, aufrollen und auf die Zehenspitzen heben.

- 5 Wiederholungen mit einer kurzen Pause nach den Wiederholungen.

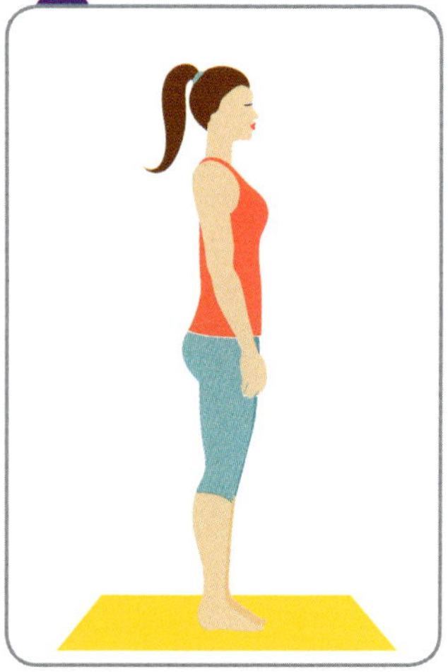

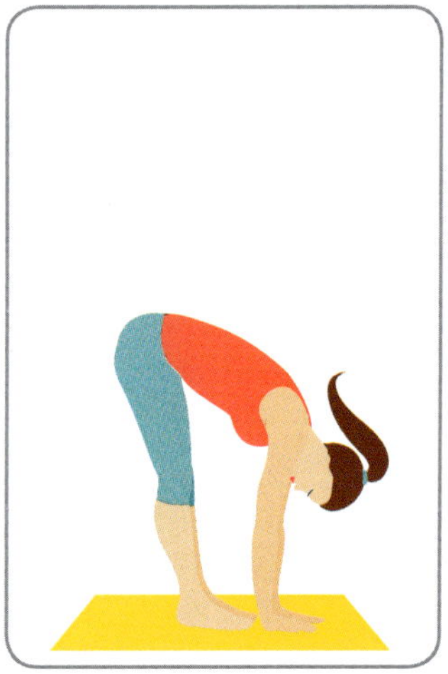

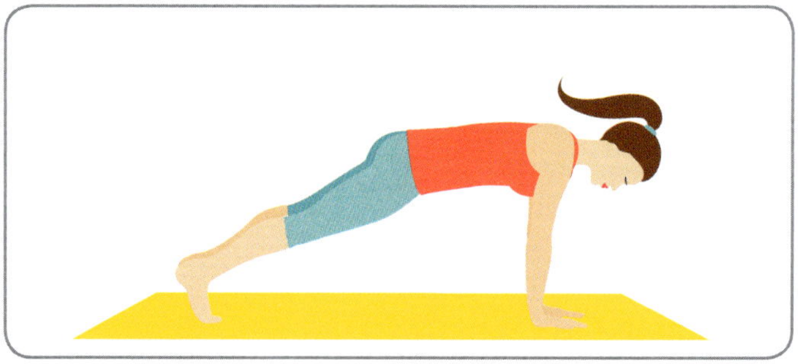

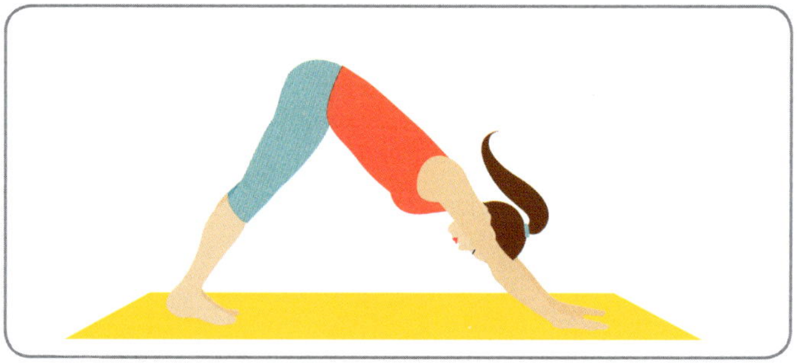

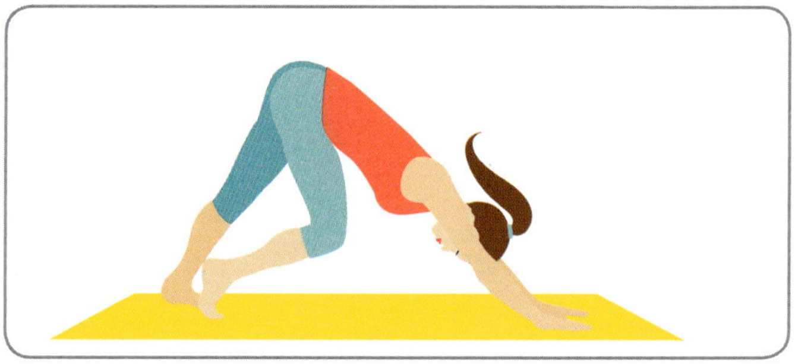

Rumpfkreisen

Material: Rolle

Ausgangsposition
- Grätschstand. Die Beine sind weit geöffnet, die Fußspitzen sind leicht nach außen gedreht.
- Die Rolle liegt längs in beiden Händen, die Arme sind nach oben gestreckt. Gerader Rücken, tiefe Schultern.

Ausführung
- Den Oberkörper gestreckt nach rechts neigen und weiter nach vorn absenken, bis die Rolle über dem Boden schwebt, dabei die Beine beugen.
- Weiter nach links kreisen, bis der Oberkörper wieder in der Ausgangsposition ankommt.
- In der Aufwärtsbewegung die Beine wieder strecken.
- Die Arme dabei möglichst lang lassen und nicht ruckartig bewegen, sondern eine Schwungbewegung ausführen.
- Den Oberkörper nach links neigen und wechselweise die gleiche Bewegung in die andere Richtung ausführen.

- 40 Sekunden trainieren.

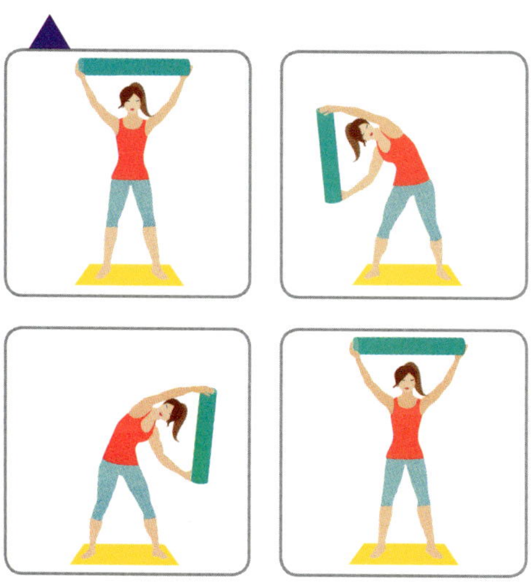

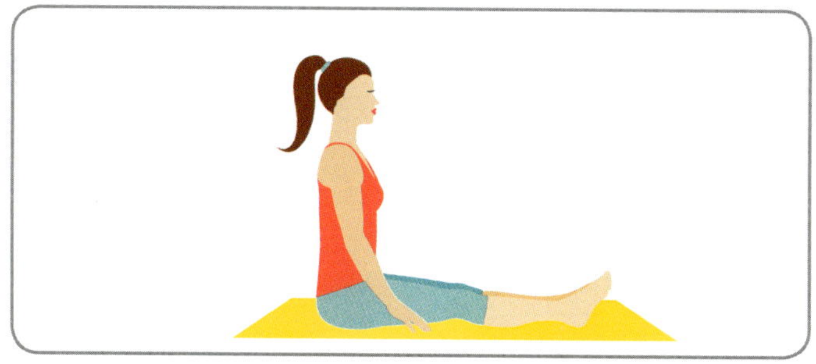

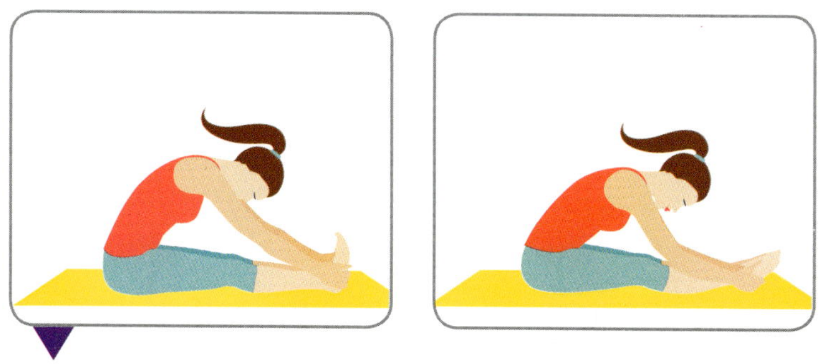

Langsitz 1

Ausgangsposition
- Langsitz.
- Die Beine sind nach vorn ausgestreckt.

Ausführung
- Die Hände soweit wie möglich zu den Füßen führen.
- Sobald der Dehnschmerz zu groß wird, der Dehnung wieder etwas nachgeben. Wenn die Füße nicht erreicht werden können, dann an die Fesseln oder Waden greifen.
- Die Fußspitzen nun anziehen und den Blick zum Bauchnabel wenden.
- Langsam den Kopf wieder etwas anheben und nach vorn über die Füße schauen.
- Dabei die Zehenspitzen wieder strecken.

- 10 Wiederholungen mit einer kurzen Pause nach den Wiederholungen.

Special Stabiler Rücken

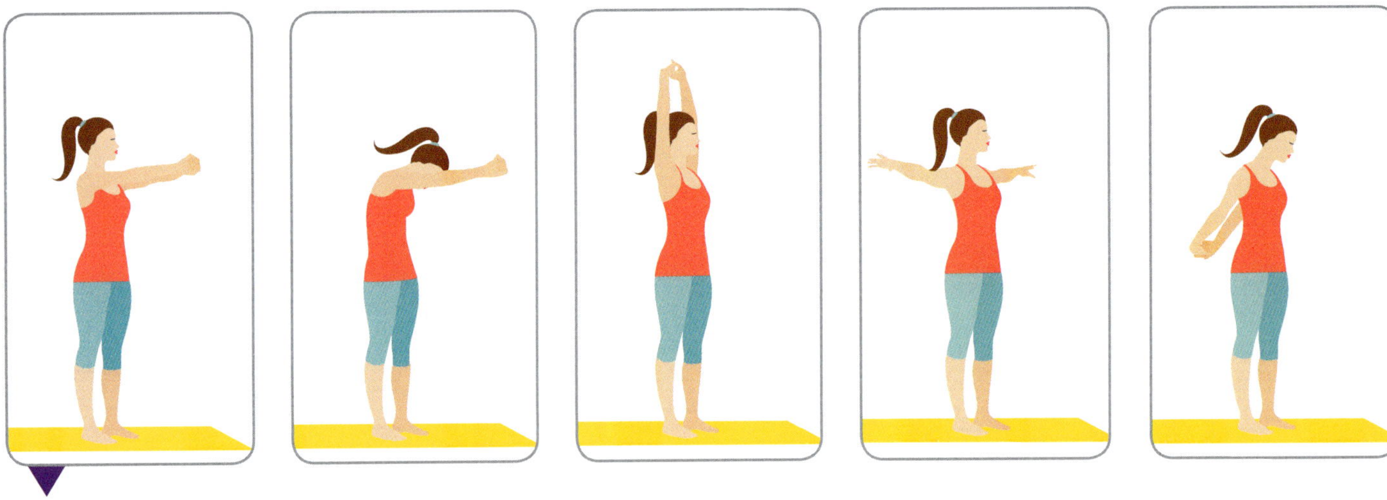

Dehnen des Rumpfes

Ausgangsposition
- Stabiler Stand.
- Die Arme sind nach vorn ausgestreckt und auf Brusthöhe angehoben.
- Die Hände sind ineinander verschränkt, sodass beide Handflächen nach vorn zeigen.

Ausführung
- Einatmen.
- Beim Ausatmen die Hände weiter nach vorn schieben ...
- ... dabei den Kopf zur Brust ziehen und den Oberkörper runden, ohne ihn jedoch zu weit nach vorn abzuneigen.
- Handflächen und Brustkorb sind so weit wie möglich voneinander entfernt, sodass eine Dehnung zwischen den Schulterblättern spürbar wird.
- Beim erneuten Einatmen die Arme nach oben über den Kopf führen.
- Der Blick folgt den Händen.
- Beim nächsten Einatmen die Arme öffnen, in einem großen Kreis erst nach unten und dann hinter den Körper führen.
- Dort die Hände wieder ineinander verschränken.
- Beim Ausatmen die Schultern zurückziehen, die Brust heben, den Bauchnabel aber nach innen halten.
- Der Blick ist zum Bauchnabel gerichtet.
- Mit dem nächsten Einatmen den Ablauf von vorn beginnen.

- 8 Wiederholungen mit einer kurzen Pause nach den Wiederholungen.

Special Übungen am Arbeitsplatz

Zehenspitzenstand

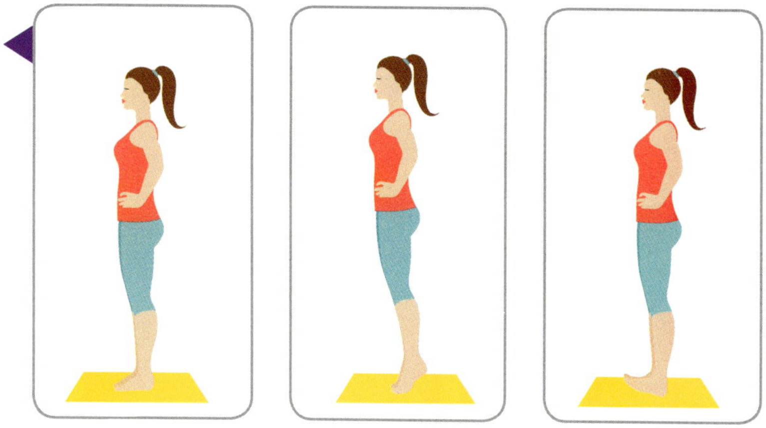

Ausgangsposition
- Stabiler Stand.
- Die Beine sind ganz leicht geöffnet.
- Die Hände sind in die Hüfte gestützt.

Ausführung
- Die Fersen heben und langsam das Gewicht auf die Zehenspitzen verlagern.
- Dann die Fersen wieder zum Boden führen, das Gewicht nun auf die Fersen verlagern und die Fußspitzen anziehen.
- Den Ablauf wiederholen und mit dem Blick einen Fixpunkt suchen. So kann die Bewegung besser kontrolliert werden.

- 20 Sekunden trainieren.

Kopfkreisen

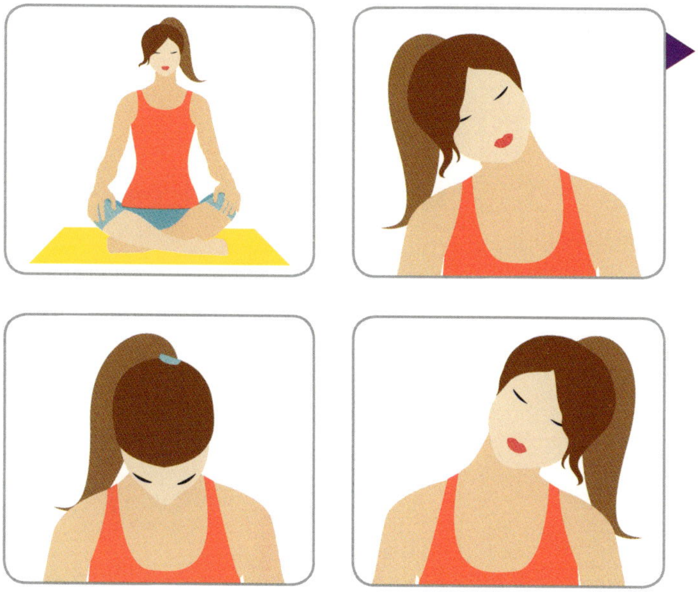

Ausgangsposition
- Schneidersitz.
- Die Hände liegen locker auf den Knien.
- Der Blick ist nach vorn gerichtet.
- Der Rücken ist aufgerichtet.

Ausführung
- Den Kopf nun langsam zur Seite neigen, das Ohr in Richtung Schulter führen.
- Dann das Kinn in einem Halbkreis über die Brust führen, bis das Ohr zur anderen Schulter zeigt.
- Vorsichtig weiterkreisen, ohne den Kopf in den Nacken zu legen.
- Stellen Sie sich vor, Sie würden mit der Nasenspitze kleine Kreise an einen Spiegel malen.
- Die Schultern und die Arme ganz locker hängen lassen.

- 10 Wiederholungen pro Seite mit einer kurzen Pause nach den Wiederholungen.

Special Übungen am Arbeitsplatz

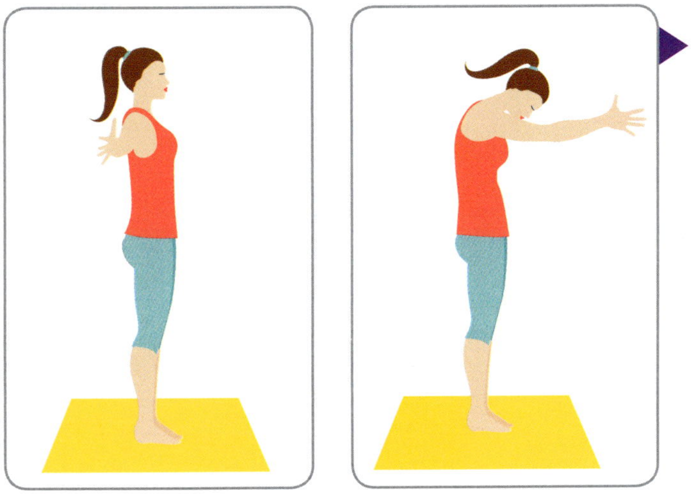

Brustöffner

Ausgangsposition
- Stabiler Stand, die Arme sind zur Seite ausgestreckt.
- Die Finger sind gestreckt und gespreizt.

Ausführung
- Tief einatmen, die Finger noch weiter weg vom Rumpf strecken und den Brustkorb heben.
- Beim Ausatmen die Arme gestreckt vor dem Körper auf Brusthöhe zusammenführen und den Blick zum Bauchnabel wenden.
- Den Bauchnabel tief nach innen zur Wirbelsäule ziehen und den Rücken runden.
- Dabei ziehen die Fingerspitzen nach vorn und die Brust nach hinten.

- 10 bis 15 Wiederholungen mit einer kurzen Pause nach den Wiederholungen.

Nacken/Wirbelsäule mobilisieren

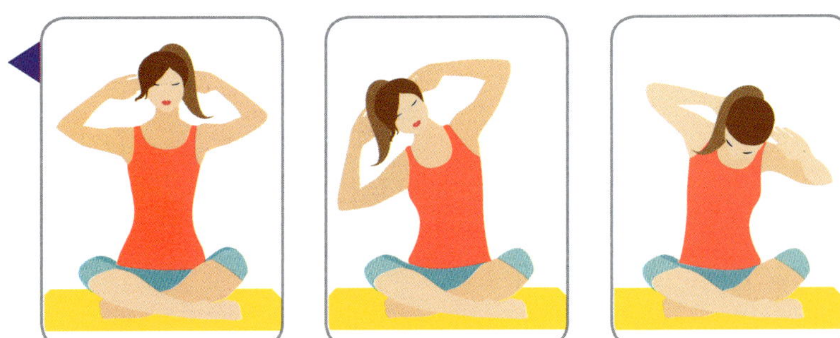

Ausgangsposition
- Schneidersitz.
- Die Wirbelsäule ist aufgerichtet.
- Die Fingerspitzen liegen an den Schläfen, die Ellbogen sind nach außen gezogen.

Ausführung
- Den Oberkörper zur rechten Seite neigen, den Ellbogen nach rechts unten führen.
- Langsam mit dem Kinn eine Kreisbewegung über die Brust zur anderen Seite ausführen.
- Dabei in der ganzen Brustwirbelsäule runden, also einen Buckel machen.
- Mit dem Kopf weiter kreisen, ohne ihn in den Nacken zu legen.
- Anschließend die Richtung wechseln.

- 8 Wiederholungen pro Seite mit einer kurzen Pause nach den Wiederholungen.

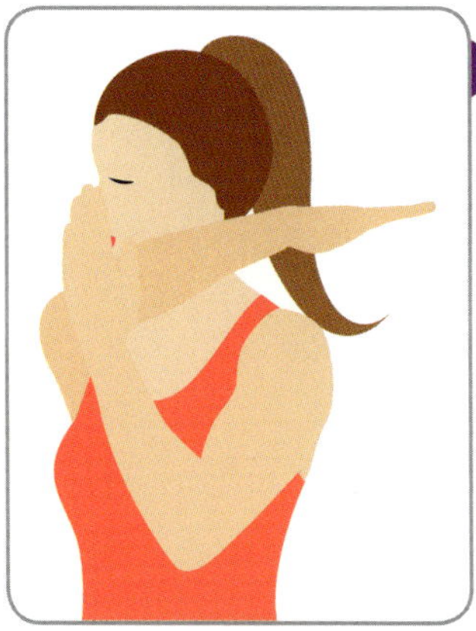

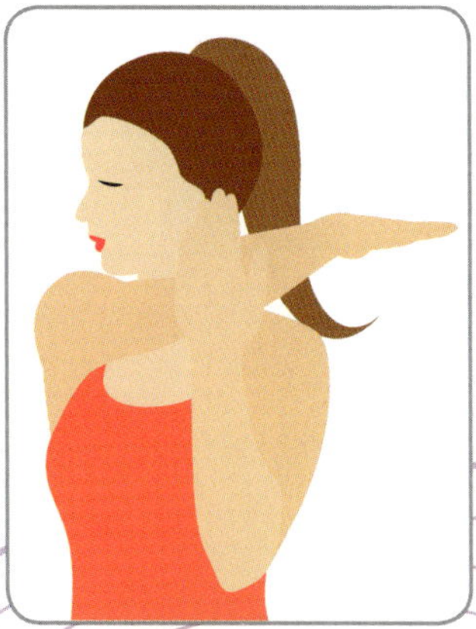

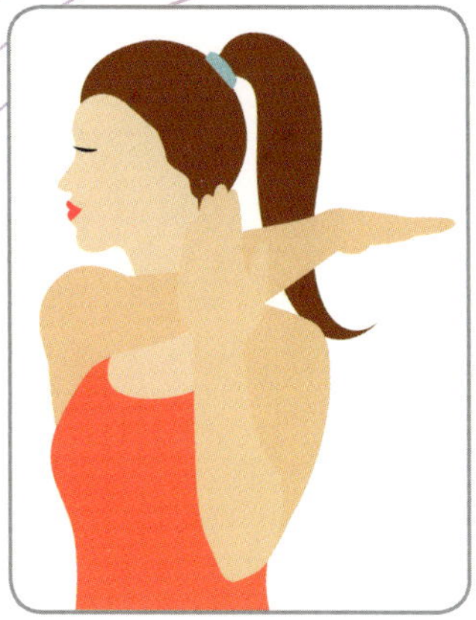

Schulter-Stretch

Ausgangsposition

- Stabiler Stand.
- Der rechte Arm ist vor dem Körper angewinkelt, etwas über Brusthöhe.
- Die linke Hand liegt am rechten Ellbogen.

Ausführung

- Den rechten Ellbogen leicht in Richtung Körper drücken und dabei vorsichtig den Kopf zur rechten Schulter drehen.
- Anschließend die Arme wechseln.

- 10 Sekunden pro Seite dehnen.

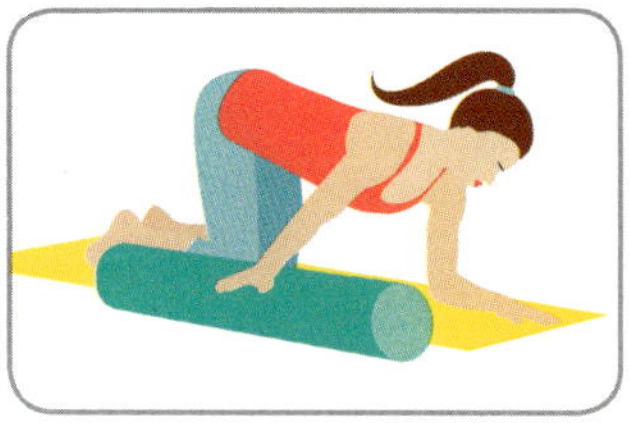

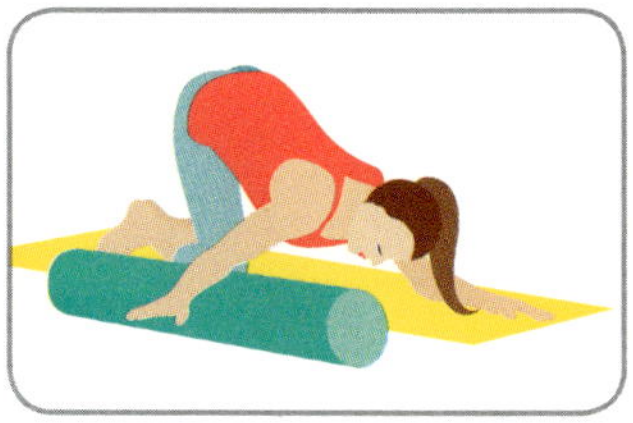

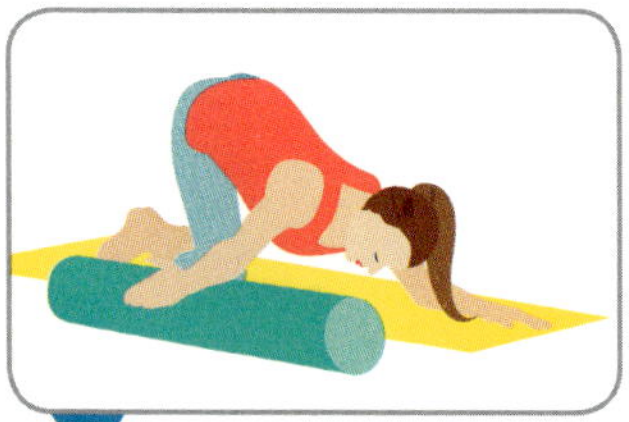

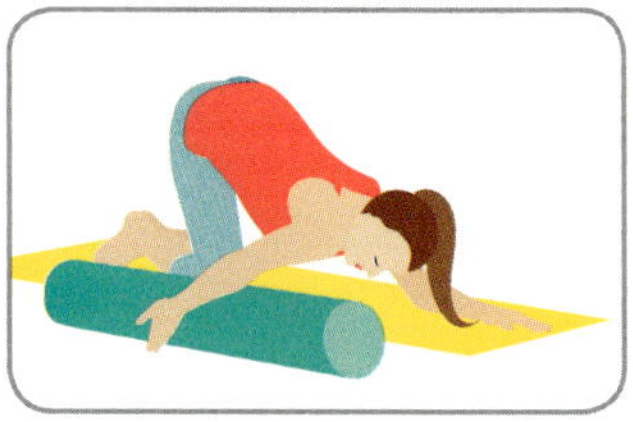

Selbstmassage: Unterarm

Material: Rolle

- Vierfüßlerstand.
- Die Rolle liegt rechts neben dem Körper.
- Der rechte Arm ist zur Seite ausgestreckt, der Unterarm liegt auf der Rolle.
- Der linke Unterarm ist auf dem Boden aufgestützt.

Ausführung

- Nun den Arm über die Rolle schieben, sodass sich die Rolle zwischen Ellbogen und Handgelenk hin und her bewegt.
- Den Arm dabei etwas nach vorn und hinten drehen.
- Anschließend die Arme wechseln.

- 20 bis 30 Sekunden pro Seite massieren.

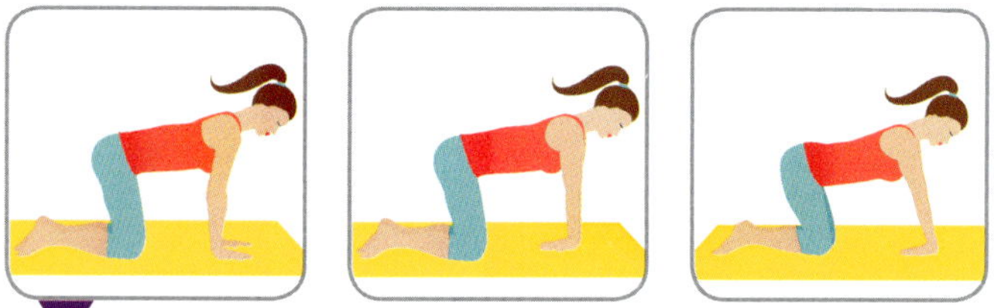

Unterarm dehnen 1

Ausgangsposition

- Vierfüßlerstand.
- Der Hals ist lang.
- Der Rücken ist gerade.
- Die Hände sind unter den Schultern aufgestützt.
- Die Arme sind gestreckt.

Ausführung

- Die Hände drehen, sodass die Finger zu den Knien zeigen.
- Den Po leicht nach hinten bewegen, bis sich eine Dehnung in den Unterarmen bemerkbar macht.
- Die Handballen bleiben dabei am Boden.
- Vorsichtig und langsam in die Bewegung gehen und die Schultern tief halten.

Alternativ kann diese Übung auch an der Schreibtisch-kante durchgeführt werden:

- Aus dem Stand vor dem Tisch die Hände mit dem Handballen auf den Tisch setzen, sodass die Finger um die Kante greifen können und die Arminnenseiten nach vorn zeigen.

- Die Dehnung 10 Sekunden halten.

Unterarm dehnen 2

Ausgangsposition

- Stabiler Stand.
- Der rechte Arm ist auf Brusthöhe nach vorn ausgestreckt.
- Die Hand ist nach unten geklappt.

Ausführung

- Nun die linke Hand vor die Finger legen und vorsichtig weiter nach unten Richtung Körper drücken, bis die Dehnung auf dem Handrücken und der Vorderseite des Arms fühlbar ist.

- 10 Sekunden pro Seite dehnen.

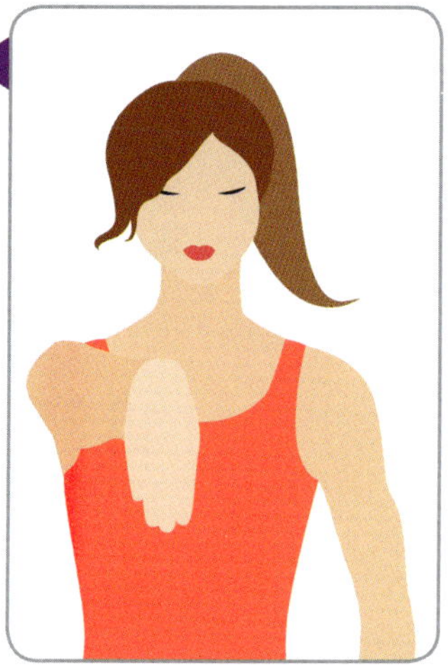

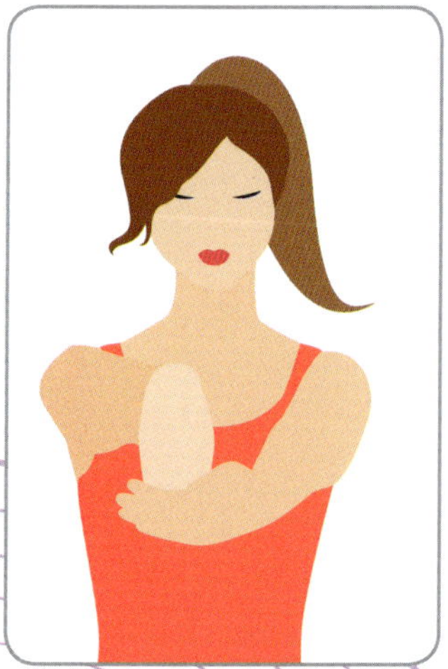

Special Schlanke Taille

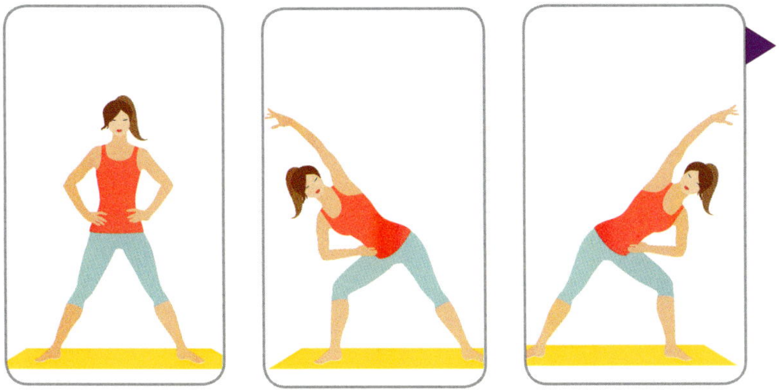

Seitenwechsel

Ausgangsposition
- Weiter Grätschstand.
- Die Fußspitzen sind nach außen gedreht.
- Die Hände sind in die Hüfte gestützt.

Ausführung
- Das rechte Bein leicht beugen, den Oberkörper dabei zum Bein neigen.
- Die Brust zeigt weiter nach vorn.
- Es sollte eine angenehme Dehnung in der Taille spürbar werden.
- Den Oberkörper wieder langsam zu Mitte zurückbewegen ...
- ... und die gleiche Bewegung in die andere Richtung durchführen.
- Darauf achten, dass das Bein nur leicht gebeugt und nicht zu weit über den Fuß geschoben wird.

- 10 Wiederholungen im Wechsel mit einer kurzen Pause nach den Wiederholungen.

Bogen

Ausgangsposition
- Kreuzstand: Das rechte Bein ist hinter dem linken gekreuzt, der rechte Fuß steht links neben dem linken. Die Fußspitzen zeigen nach vorn.
- Der Rücken ist gerade.

Ausführung
- Den linken Arm rechts um den Brustkorb legen, die Finger liegen auf den Rippen.
- Den rechten Arm seitlich über den Kopf strecken und den Oberkörper leicht zur Seite neigen.
- Den Kopf stabil halten und nicht zu weit zur Seite legen.
- Anschließend die Seiten wechseln.

- 5 Wiederholungen pro Seite mit einer kurzen Pause nach den Wiederholungen.

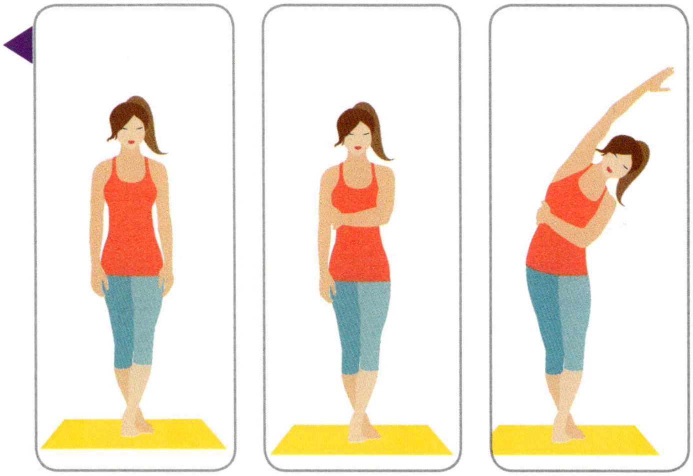

Special Schlanke Taille

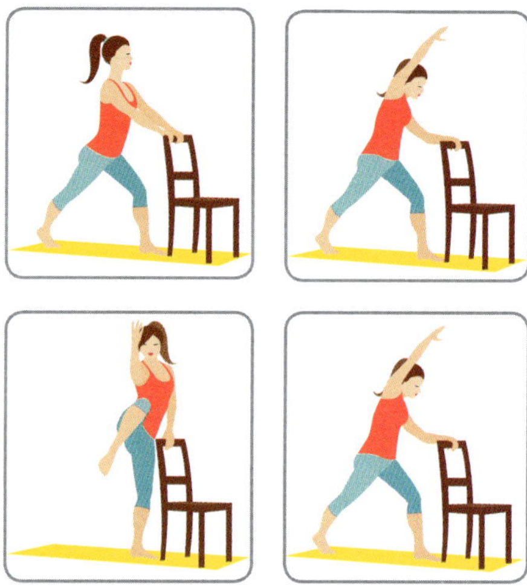

Knieheben seitlich

Material: Stuhl

Ausgangsposition

- Leichter Ausfallschritt vor einem Stuhl.
- Die Stuhllehne zeigt zum Körper.
- Das rechte Bein ist nach hinten ausgestreckt, die Ferse ist angehoben.
- Das linke Bein ist leicht gebeugt.
- Der Rücken ist gerade, der Blick ist nach vorn gerichtet.
- Die Hände liegen auf der Stuhllehne.

Ausführung

- Den rechten Arm über die Seite nach oben führen, dabei den Oberkörper leicht nach links neigen, bis eine Dehnung in der rechten Seite spürbar wird.
- Aus dieser Position das rechte Bein beugen und das Knie seitlich nach oben führen.
- Gleichzeitig zieht der rechte Ellbogen in Richtung Knie.
- Dann wieder in die Dehnposition zurückkehren.
- Anschließend die Seiten wechseln.

- 8 Wiederholungen pro Seite mit einer kurzen Pause nach den Wiederholungen.

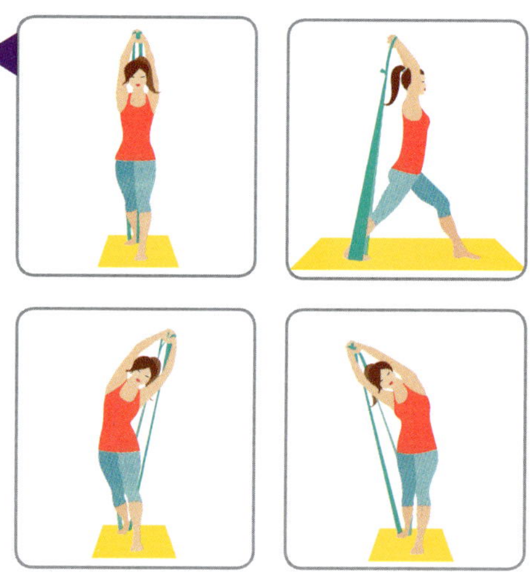

Sidestretch mit Fitnessband

Material: Fitnessband

Ausgangsposition

- Ausfallschritt.
- Das vordere Bein ist leicht gebeugt, die hintere Ferse ist fest auf dem Boden, darunter das Fitnessband.
- Die Bandenden mit beiden Händen hinter dem Körper greifen und bis über den Kopf ziehen.
- Der Oberkörper ist gerade aufgerichtet, die Schultern sind über dem Becken.
- Der Bauchnabel ist nach innen gezogen, die Bauchspannung ist aktiviert.

Ausführung

- Den Oberkörper zur Seite drehen, bis eine Dehnung in der gegenüberliegenden Taille spürbar wird.
- Dann zur anderen Seite drehen.
- Die Schultern bleiben immer über dem Becken.
- Anschließend die Beine wechseln.

- 10 Wiederholungen pro Seite mit einer kurzen Pause nach den Wiederholungen.

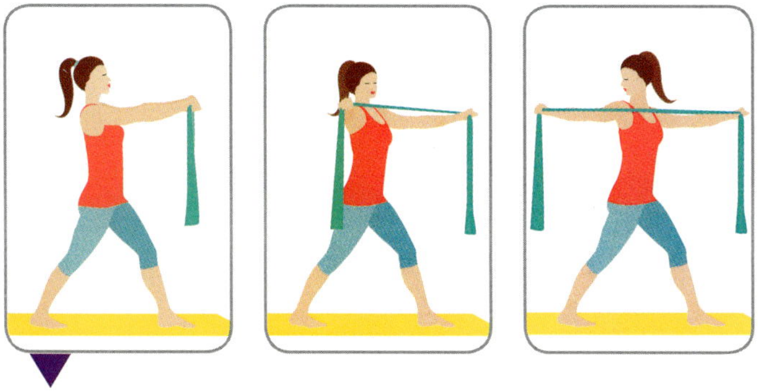

Rotation mit Fitnessband

Material: Fitnessband

Ausgangsposition

- Ausfallschritt.
- Die hintere Ferse steht fest auf dem Boden, das vordere Bein ist leicht gebeugt.
- Das Band liegt schulterbreit in den Händen,
- die Arme sind nach vorn ausgestreckt.
- Der Oberkörper ist nach rechts gedreht.
- Die Schultern sind über dem Becken.

Ausführung

- Den rechten Arm weiter nach hinten bewegen und dadurch am Band ziehen.
- Kopf und Schultergürtel soweit wie möglich ebenfalls nach rechts bewegen.
- Das Becken bleibt fest und der Oberkörper gerade.
- Anschließend die Seiten wechseln.

- 10 Wiederholungen mit einer kurzen Pause nach den Wiederholungen.

Twist-Jump

Ausgangsposition

- Aufrechter Stand.
- Die Füße sind fast geschlossen.
- Die Arme sind angewinkelt und in Brusthöhe angehoben.
- Die Unterarme liegen locker übereinander,
- die Hände liegen an den Ellbogen.

Ausführung

- Nun – zunächst leicht federnd – die Füße abwechselnd nach rechts und links bewegen, dabei gleichzeitig den Oberkörper in die jeweils entgegengesetzte Richtung drehen, sodass eine Art „Verwringung" im Oberkörper entsteht.
- Wenn also Becken und Füße nach links drehen,
- bewegen sich die Schultern und die Ellbogen leicht nach rechts – und umgekehrt.
- Die Bewegung erst so weich wie möglich ausführen,
- dann kraftvollere Sprünge machen.

- 30 Sekunden trainieren.

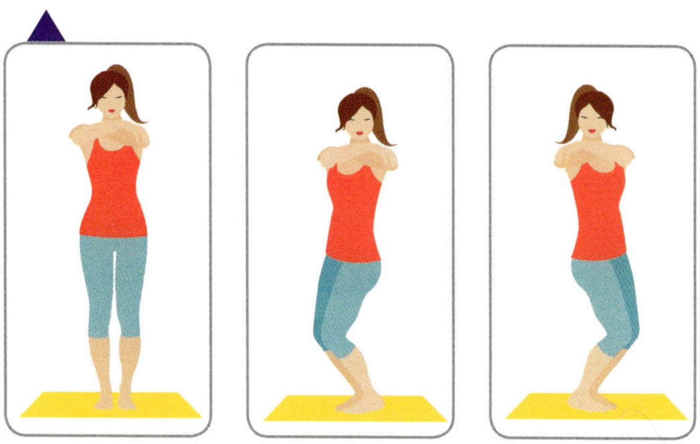

Special Schlanke Taille

Hürdensitz

Ausgangsposition
- Hürdensitz.
- Das rechte Bein ist zur Seite ausgestreckt, das linke Bein ist angewinkelt.
- Der linke Fuß liegt an der Innenseite des rechten Oberschenkels.

Ausführung
- Den Oberkörper zum rechten Bein wenden und absenken.
- Die Hände in Richtung Fuß ausstrecken, bis eine Dehnung in der Beinrückseite und über der linken Hüfte spürbar wird.
- Dann langsam wieder aufrollen und den linken Arm neben dem Körper aufsetzen.
- Das rechte Bein strecken und den Po vom Boden heben.
- Die rechte Fußaußenseite in den Boden schieben.
- Den rechten Arm zur Unterstützung der Dehnung mit über den Kopf ziehen.

- 8 Wiederholungen pro Seite mit einer kurzen Pause nach den Wiederholungen.

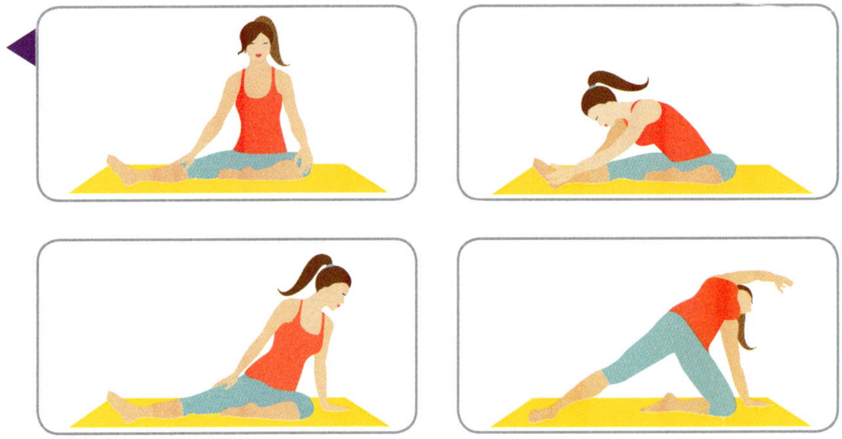

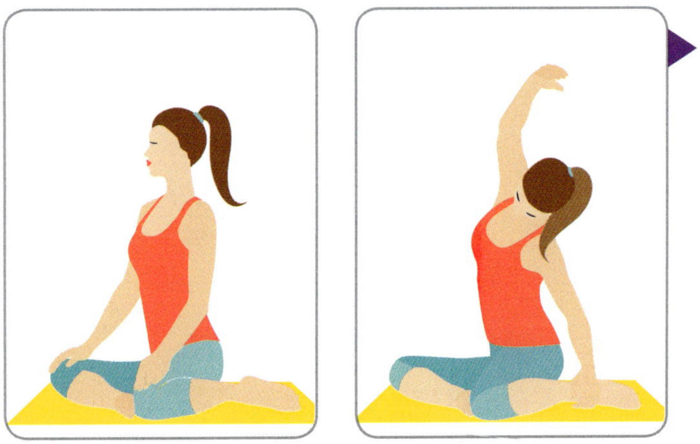

Mermaid-Stretch

Ausgangsposition
- Sitz auf dem Boden.
- Beide Beine sind nach rechts angewinkelt, sodass das Gewicht nur auf der linken Gesäßhälfte liegt.

Ausführung
- Nun mit der rechten Hand an den rechten Fuß greifen.
- Den linken Arm über den Kopf nach rechts ziehen, sodass eine leichte Kurve im Oberkörper und eine deutliche Dehnung in der linken Körperseite entsteht.
- Anschließend die Seiten wechseln.

- 10 Sekunden pro Seite dehnen.

Special Kraft und Flexibilität

Zehenspitzenstand

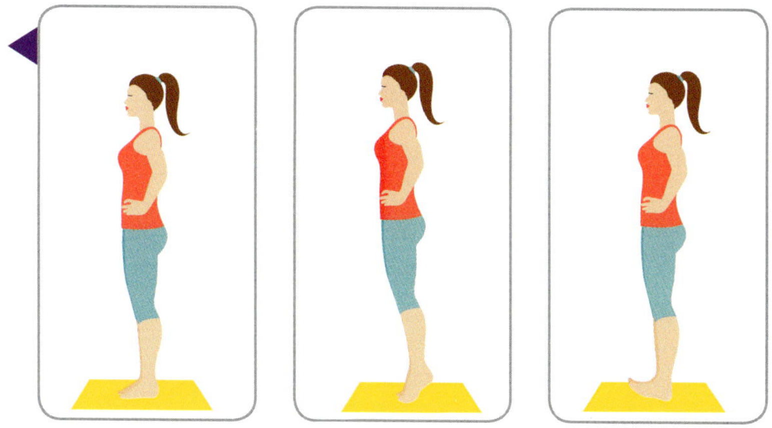

Ausgangsposition
- Stabiler Stand.
- Die Beine sind ganz leicht geöffnet.
- Die Hände sind in die Hüfte gestützt.

Ausführung
- Die Fersen heben und langsam das Gewicht auf die Zehenspitzen verlagern.
- Dann die Fersen wieder zum Boden führen, das Gewicht nun auf die Fersen verlagern und die Fußspitzen anziehen.
- Den Ablauf wiederholen und mit dem Blick einen Fixpunkt suchen. So kann die Bewegung besser kontrolliert werden.

- 20 Sekunden trainieren.

Twist-Jump

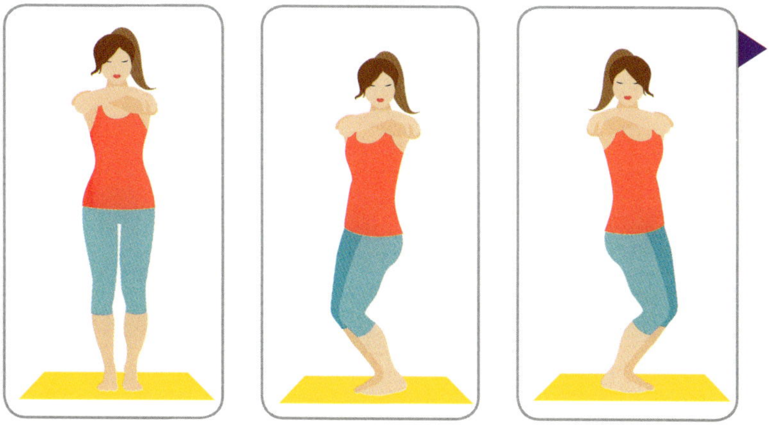

Ausgangsposition
- Aufrechter Stand.
- Die Füße sind fast geschlossen.
- Die Arme sind angewinkelt und in Brusthöhe angehoben.
- Die Unterarme liegen locker übereinander,
- die Hände liegen an den Ellbogen.

Ausführung
- Nun – zunächst leicht federnd – die Füße abwechselnd nach rechts und links bewegen, dabei gleichzeitig den Oberkörper in die jeweils entgegengesetzte Richtung drehen, sodass eine Art „Verwringung" im Oberkörper entsteht.
- Wenn also Becken und Füße nach links drehen,
- bewegen sich die Schultern und die Ellbogen leicht nach rechts – und umgekehrt.
- Die Bewegung erst so weich wie möglich ausführen,
- dann kraftvollere Sprünge machen.

- 30 Sekunden trainieren.

Special Kraft und Flexibilität

Laufender Liegestütz 2

Ausgangsposition
- Stabiler Stand.
- Die Füße sind leicht geöffnet.
- Die Arme hängen locker neben dem Körper.

Ausführung
- Mit dem Oberkörper abrollen und die Hände vor den Füßen absetzen.
- Mit den Händen jetzt weiter in eine Liegestützposition wandern, bis die Schultern über den Händen stehen – dort kurz innehalten.
- Dann den Po nach oben zur Decke schieben – der Körper bildet jetzt ein umgekehrtes V – und den Kopf zwischen die Arme nehmen.
- Das rechte Bein gestreckt nach oben zur Decke schwingen.
- Dann mit Schwung wieder zurück bis nach vorn führen ...
- ... und neben die rechte Hand setzen.
- Dabei den Bauchnabel tief nach innen ziehen.
- Nun den linken Arm nach oben zur Decke strecken.
- Mit dem Blick der Hand folgen.
- Anschließend die Seiten wechseln.

- 5 Wiederholungen pro Seite mit einer kurzen Pause nach den Wiederholungen.

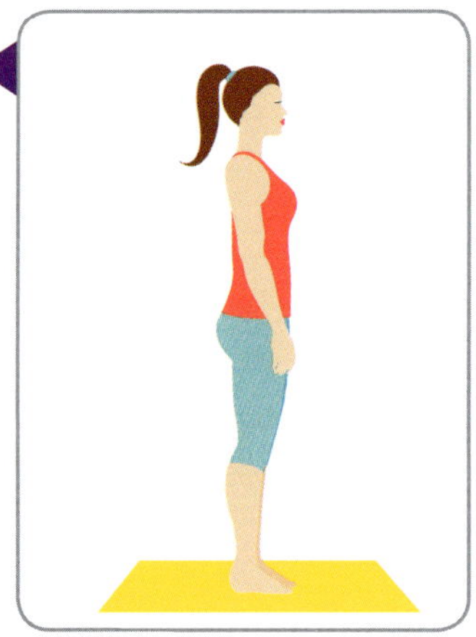
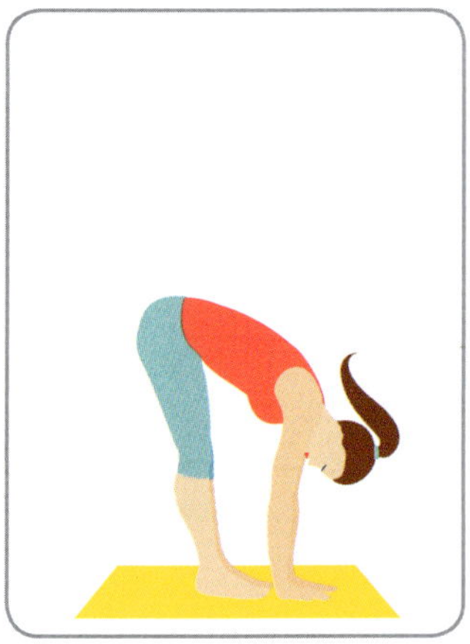
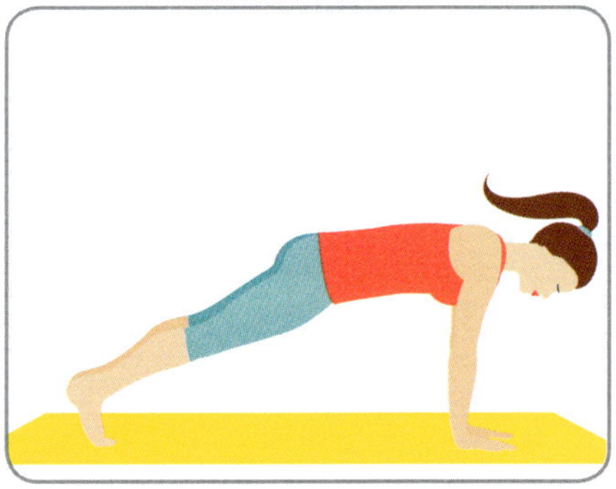
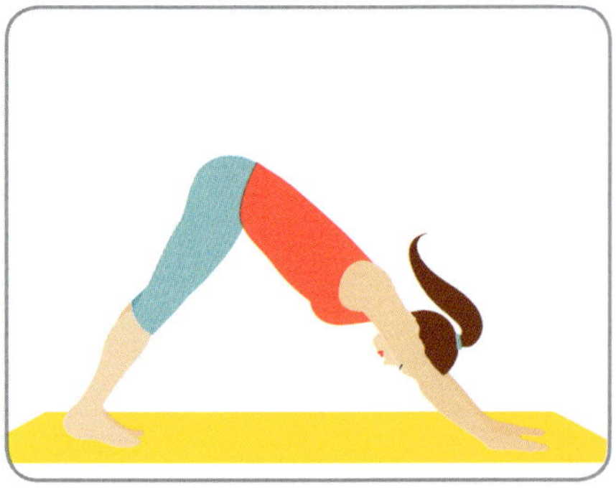
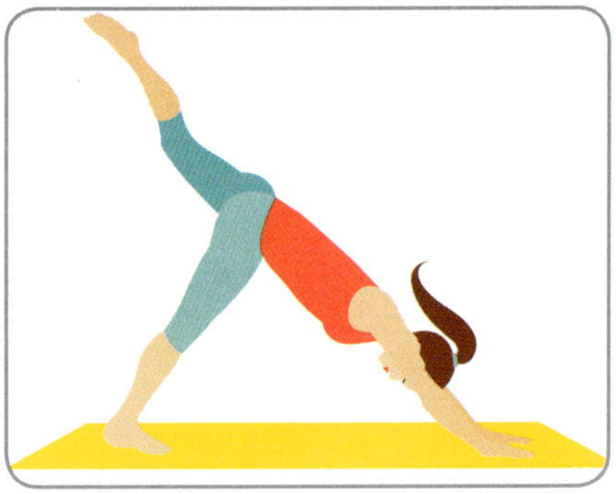
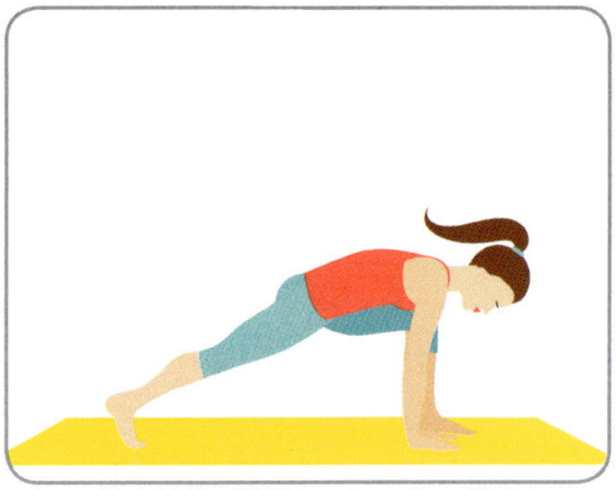
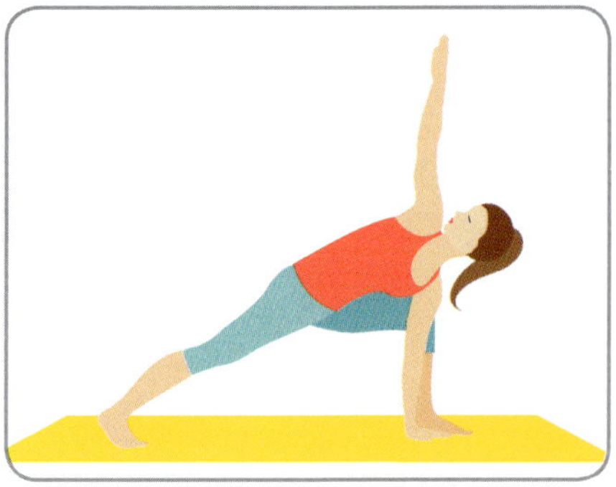

Unterarmstütz

Ausgangsposition
- Unterarmstütz.
- Die Ellbogen sind unter den Schultern.
- Die Unterarme liegen flach auf dem Boden.
- Die Knie sind unter der Hüfte.
- Die Füße liegen mit dem Fußrücken auf dem Boden.

Ausführung
- Mit dem Becken in Richtung Boden abrollen und gleichzeitig die Brust ein wenig heben.
- Damit sollte schon eine leichte Dehnung im Bauchbereich spürbar sein.
- Nun den Blick etwas nach vorn oben heben,
- den Kopf aber nicht in den Nacken legen.
- Den Oberkörper langsam ablegen und anschließend erneut anheben.

- 10 Wiederholungen mit einer kurzen Pause nach den Wiederholungen.

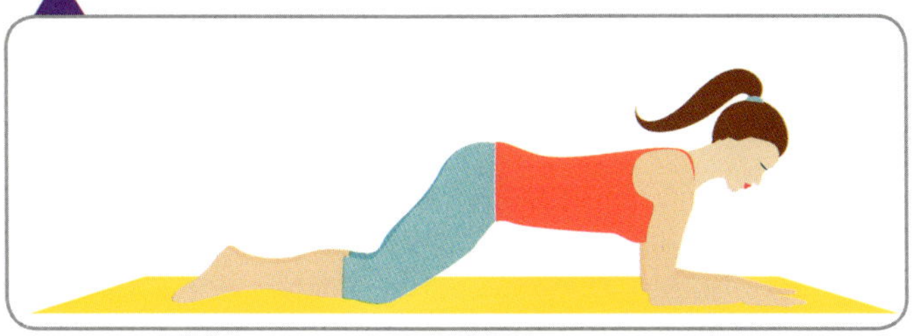

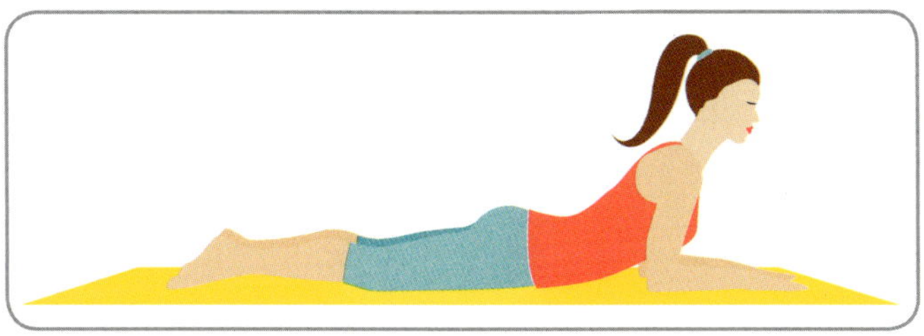

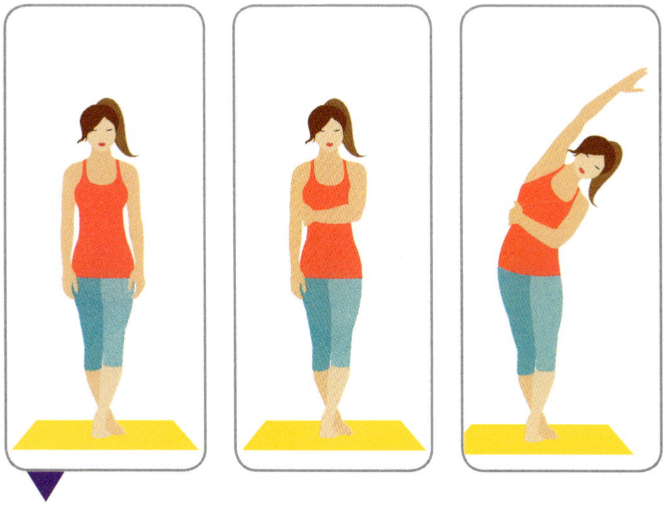

Bogen

Ausgangsposition
- Kreuzstand: Das rechte Bein ist hinter dem linken gekreuzt, der rechte Fuß steht links neben dem linken. Die Fußspitzen zeigen nach vorn.
- Der Rücken ist gerade.

Ausführung
- Den linken Arm rechts um den Brustkorb legen, die Finger liegen auf den Rippen.
- Den rechten Arm seitlich über den Kopf strecken und den Oberkörper leicht zur Seite neigen.
- Den Kopf stabil halten und nicht zu weit zur Seite legen.
- Anschließend die Seiten wechseln.

- 5 Wiederholungen pro Seite mit einer kurzen Pause nach den Wiederholungen.

Special Kraft und Flexibilität

Federn im Liegestütz

Material: Wand

Ausgangsposition
- Aufrechter Stand vor einer Wand, etwa eine halbe Armlänge von der Wand entfernt.
- Die Hände sind in Brusthöhe flach gegen die Wand gestützt, etwa schulterbreit geöffnet.
- Die Finger zeigen leicht zueinander.

Ausführung
- Die Arme beugen, die Ellbogen zeigen nach außen.
- Mit dem ganzen Körper zur Wand bewegen ...
- ... und schwungvoll nach hinten abdrücken.
- Die Bewegung mit gebeugten Armen abfangen und direkt wieder abstützen.
- Der Körper ist fest wie ein Brett und pendelt über die Füße vor und zurück.
- Die Fersen bleiben immer am Boden. So werden auch die Achillessehne und die Wadenmuskulatur leicht gedehnt.

- 15 Wiederholungen mit einer kurzen Pause nach den Wiederholungen.

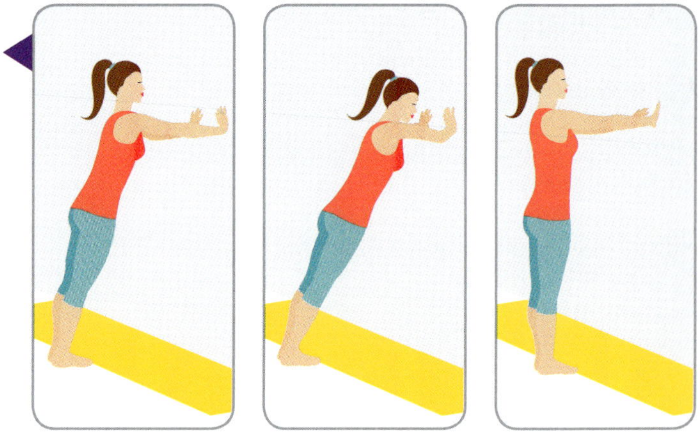

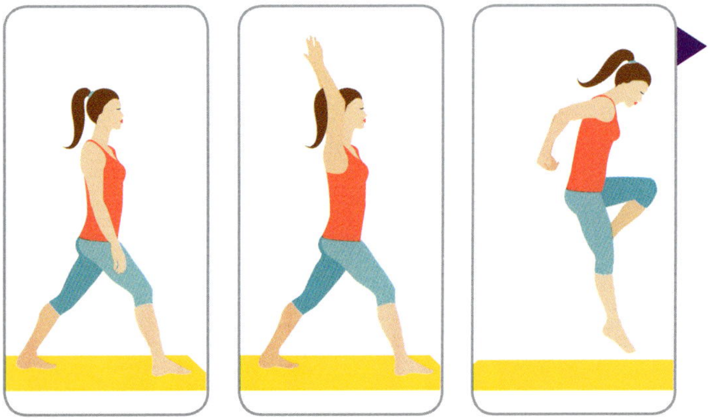

Ausfallschritt mit Sprung

Ausgangsposition
- Weiter Ausfallschritt.
- Das vordere Bein ist leicht gebeugt.
- Das hintere Bein ist gestreckt, die Ferse am Boden.
- Der Oberkörper ist gerade und aufrecht, die Schultern sind über dem Becken.
- Die Arme hängen locker an den Seiten.

Ausführung
- Die Arme gestreckt nach oben führen.
- Gleichzeitig das hintere Bein anwinkeln und das Knie schwungvoll nach vorn oben ziehen, dabei das vordere Bein strecken und auf die Zehenspitzen heben – oder nach oben springen.
- Die Arme dabei anwinkeln und die Ellbogen nach hinten am Körper vorbeiführen.
- Bei der Landung die Ferse wieder vorsichtig auf dem Boden absetzen.
- Anschließend die Beine wechseln.

- 10 Wiederholungen pro Seite mit einer kurzen Pause nach den Wiederholungen.

Schwingen in die Sumohocke

Material: 1 Wasserflasche (oder Gewichts-manschette)

Ausgangsposition

- Weiter Grätschstand.
- Beine und Füße sind nach außen gedreht. (Dabei die Knie aktiv nach hinten ziehen, damit sie in der Bewegung nicht nach vorn ausbrechen.)
- Das Gewicht liegt in der rechten Hand, der rechte Arm ist nach oben gestreckt.
- Die linke Hand liegt locker auf dem Ober-schenkel.
- Der Oberkörper ist gerade, die Schultern sind über dem Becken.

Ausführung

- Den Oberkörper etwas nach links neigen, dabei den rechten Arm weiter strecken, sodass sich ein größerer Abstand zwischen rechter Hüfte und Achsel ergibt und eine deutliche Dehnung in der Seite einstellt.
- Dann in einer fließenden Bewegung den Ober-körper erst wieder aufrichten,
- den rechten Arm regelrecht nach unten fallen lassen, mit dem Oberkörper folgen ...
- ... und den Arm dann weiter vor dem Körper zur Seite schwingen lassen.
- Die Beine dabei beugen.
- Dann die Beine wieder strecken und den Arm zurück nach oben schwingen, den Oberkörper wieder zur Seite neigen.
- Anschließend die Seiten wechseln.

- 10 Wiederholungen pro Seite mit einer kurzen Pause nach den Wiederholungen.

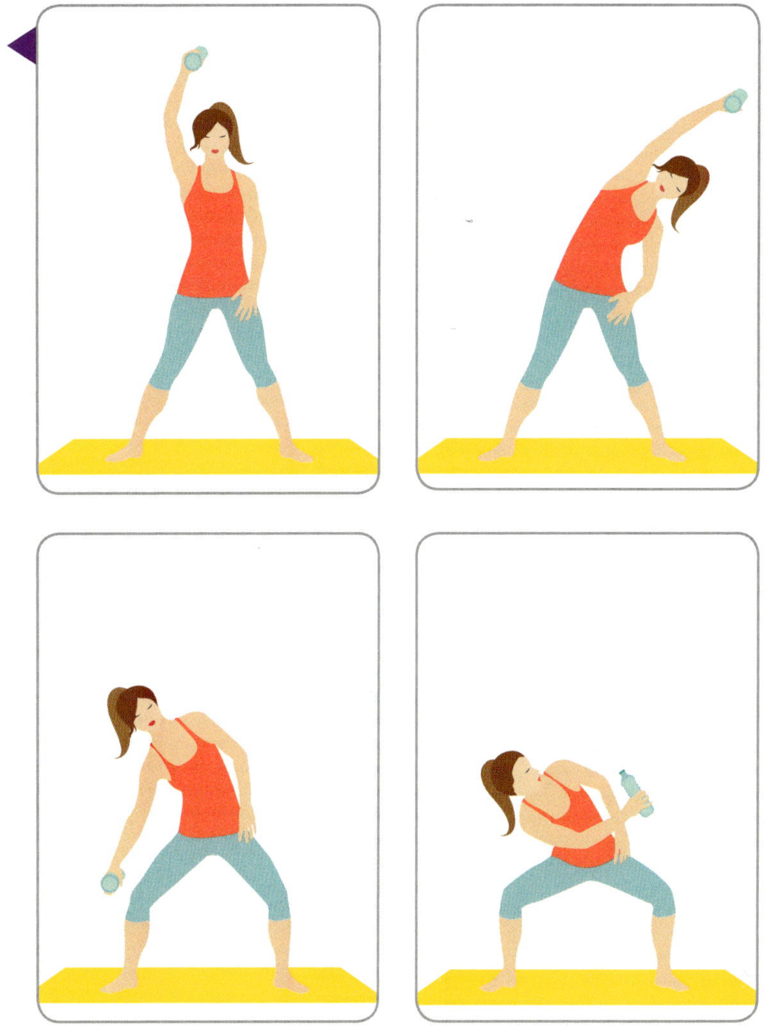

Meine Lieblingsübungen

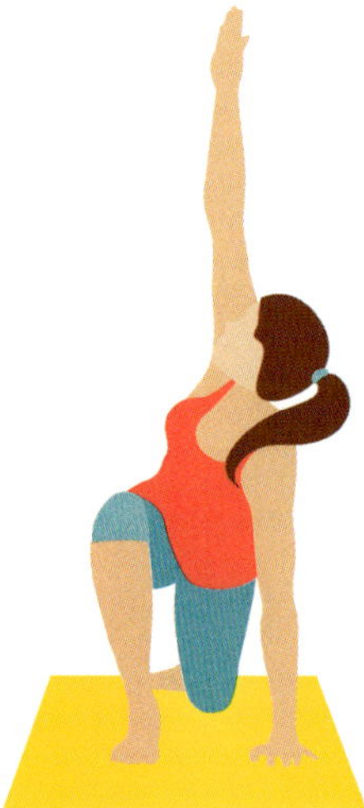